U0255780

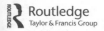

告别
过度投入：
完美主义者的ACT自救指南

ACCEPTANCE AND
COMMITMENT SKILLS
FOR PERFECTIONISM AND
HIGH-ACHIEVING
BEHAVIORS

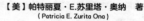

【美】帕特丽夏·E.苏里塔·奥纳 著
（Patricia E. Zurita Ona）

祝卓宏　王红旭　译

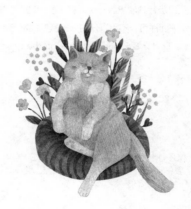

化学工业出版社

·北京·

北京市版权局著作权合同登记号：01-2023-4946

图书在版编目（CIP）数据

告别过度投入：完美主义者的ACT自救指南/（美）帕特丽夏·E. 苏里塔·奥纳（Patricia E. Zurita Ona）著；祝卓宏，王红旭译. --北京：化学工业出版社，2024.9.--ISBN 978-7-122-45838-4

Ⅰ. R749.055
中国国家版本馆CIP数据核字第2024H6A647号

责任编辑：赵玉欣　王　越　姚璇琛　　　　装帧设计：尹琳琳
责任校对：王鹏飞

出版发行：化学工业出版社（北京市东城区青年湖南街13号　邮政编码100011）
印　　装：北京新华印刷有限公司
880mm×1230mm　1/32　印张8　字数163千字
2024年9月北京第1版第1次印刷

购书咨询：010-64518888　　　　　售后服务：010-64518899
网　　址：http://www.cip.com.cn
凡购买本书，如有缺损质量问题，本社销售中心负责调换。

定　　价：68.00元　　　　　　　　　　版权所有　违者必究

我想把本书献给我的母亲，帕特丽夏。

我很感激她教给我的关于谦卑和永恒的爱的一切。

前言

本书中，你不会读到那些关于高成就行为*和完美主义行为的陈词滥调。

本书将会向你展示，怎样培养、增进并且丰富自己的内驱力去获得高成就，而不用在无数个夜晚辗转反侧、追悔莫及，经年累月生活在对自己的指责和批评中，或者无休止地耽溺在担忧、恐惧和焦虑之中。

本书建立在接纳承诺疗法（Acceptance and Commitment Therapy，ACT）、组织与社会心理学（Organizational and Social Psychology，OSP）的最新发现基础之上。

行为科学表明，为了创造并过上想要的生活，我们需要学会如其所是地接纳真实的自己，而不是执着地按照"希望"成为的样子生活。而且如果你倾向于成为一个高成就者和完美主义者，本书会助力你达成期待。

因为你对某事有深切的热爱，所以当对你重要的事情变得有意义时，你就会想要不遗余力地投入，做出正确的决定，并且努力获取所有相关信息。这样做并不一定会引发问题，但是如果这些行为不受控制地自行发展，而且让你疲惫不堪而不是踌躇满志的时候，就会引发问题了。

请将本书置于茶几上、床头柜上、提包或手袋里，或者是任何你可能会常常看到的地方，这样你就会很容易拿起来并开始阅读。最重要的是，要充分实践和练习你在本书中学到的所有新技巧。

最后一点：找到你自己的道路，通往你想要的生活，是一项"路漫漫其修远兮"的重大任务，所以不要匆忙浏览本书，而要调整、放慢节奏。阅读后加以反思，把学到的技巧付诸行动，用好奇的心态对待你在学习中的发现，并且花时间欣赏你的行动与成长。

---

* 高成就行为：指在某个领域或行业不遗余力追求较高成就的行为。——译者注。

目录

第一章
过度投入会带来什么问题?

因为我热情洋溢，我感到别人对我有成见。因为我渴望成功，我感到别人对我有成见。因为我想要全力以赴，我感到别人对我有成见。因为我总是有事要做，我感到别人对我有成见。

别人认为我忙忙碌碌，只为名利。

无数次，我感到自己没有被看见……这就是我的生命故事……很少有人能够理解我的热情、恐惧和焦虑……同样很少有人能够理解那些真正触动我的东西。

我经常被问："你什么时候才能不再这么做？"别人不知道这样的问题有时会让我多么伤心。别人不知道被误解是怎样的感受。别人不知道不被看见是怎样的感受。别人不知道……我是永远不会改变的。这就是我的本性。

谁适合阅读本书?

读者你好! 欢迎开启阅读之旅, 共读本书。在开始这段阅读旅程之前, 请回答下面的问题:

- 你是否无论做什么事情, 都想不遗余力做到最好?
- 如果要做的事情对你很重要, 你是否会注重细节、一丝不苟、追求质量、精益求精?
- 你是否会额外花费时间反复确认自己说对了话、做对了事、用对了方法?
- 是否有时候, 你会为了想要做出最佳选择, 而迟迟不做决定, 或是拖延完成任务?
- 在没有确定已经获取了所有必要的信息之前, 你是否会回避开始做某件事情?
- 你是否认为自己要为别人的幸福负责, 以至于你认为自己所做的每一个选择都必须真实反映自己这种性格?
- 如果有些东西对你至关重要, 别人却似乎漠不关心, 你的内心是否会感到纠结?
- 你知道当你勤奋努力、关注细节、全力以赴地做事并得到回报的时候, 是怎样的感受吗?

- 你欣赏为了把事情做好而付出的努力、汗水和经历的磨难吗?
- 你是否熟悉那种感觉，就是在特定情况下当你说对了话、做对了事、用对了方法的时候，会产生的感觉?

如果你对以上任意一个问题的回答是肯定的，那么阅读本书就是正确的选择。

本书是写给那些追求卓越，经常会严厉地自我批评，而且对自己所做的每一个决定都有强烈责任感的人。

本书是写给那些想要用正确方式做事、注重细节并且担心出错的人。

本书是写给那些有高成就行为、积极进取和有完美主义倾向的人。

本书是写给那些锲而不舍地追寻梦想和目标的人。

本书是写给那些内心坚持高标准和原则的人。

本书是写给那些对某些事业有满腔热忱，追求个人价值，致力于做有意义的事情的人。

当我们正在做一些重要的、被寄予厚望的以及需要深切关注的事情时，全力以赴、鞭策自己是有意义的。这样做会让人精神振奋、精力充沛、欢欣鼓舞。

我自己也曾经连续几个小时思考，为某个项目寻找思路——想象它，与他人谈论它，并使之变成现实，我亲身体验过这样的感受。这是一种非常特别的感受，我个人非常珍视这种感受。

但是让我们退后一步来思考一下，为了取得一个能够反映自己是谁的结果而超级卖力地工作，还会带来什么?

通常，我们看到的表象就像冰山一角，下面还有很多涌动的暗流。表象下面正在发生着什么？

也许你花费了太多的时间，苦思冥想找不同的办法，想要把事情做得恰到好处；也许你因为觉得准备不足而将事情一拖再拖，对每个细节都一丝不苟，并确保你的高标准都得到了体现。

你可能会担心让别人失望。在这样的情况下，你有时会寝食难安，为可能出现的失败而焦虑，觉得自己需要用正确的方式来完成某事，因而不停歇地持续工作。

很有可能发生的是：当事情没有如你所愿时，你会感到绝望；当别人没有把事情做好时，你会感到沮丧；当结果和你的初衷不符时，你会苛责自己。

可能有人已经跟你说过，你是个完美主义者，或者你过于追求完美，或者你对于细节过于执着。可能有人已经提醒过你，你对于事情会如何发展、怎样和别人沟通，或者如何完成一个项目都过度担心了。

人们可能已经告诉过你，"你看起来棒极了"或者"见到你太高兴了"，然而你还是会惴惴不安，担心自己的裤子是否合适，或者昨天晚饭时和朋友说话的语气是否太过严厉。

或者你可能和我一样，喜欢欣赏那些美好的事物。我非常喜欢排版，我真的非常享受通过排版来使文档看起来干净、优雅、赏心悦目的过程。阅读文档的时候，我会很快注意到排版上的细微差别：多种字体、字号大小、段落间距、页眉和页脚的间距。说实话，这样做有时候会对眼睛造成伤害。我甚至还曾经要求和我共事的人不要给我发送版式多样的文档。这样的文档会把我逼疯的！我不能理解，为什么其他人不会像我这样，被这些看起来乱糟糟的东西所困扰！

以上有没有哪种情况让你有所触动？如果答案是肯定的，那么又一次，你可以确定阅读本书是正确的选择！

不用担心，本书不会告诉你，不要再全力以赴投入热情去创造优秀的项目、去在事业上获得成长或者去关爱他人。本书也不会在字里行间告诉你要对别人的幸福少负责任、对自己做的事情不必尽职尽责，或者生活中不要坚持那么高的标准。

随着本书章节的推进，我将会和你分享怎样利用高成就行为和完美主义倾向的力量，过上你想要的生活。我将会和你分享如何不断鞭策自己、坚持自己的高标准，同时不用牺牲自己的幸福、不用伤害人际关系、不用不断进行自我批评。

为达到以上的目标，我的方法是拓展你已有的有效做法，教你为自己取得的成就感到自豪，并且训练你养成这样做的习惯，让你可以构建丰富、充实和有意义的人生！

追求完美是有意义的！

美国前职业篮球运动员里克·巴里（Rick Barry）的罚球技术炉火纯青、赫赫有名。罚球看似简单，但是大多数职业篮球运动员的罚球命中率低于75%。如果你关注篮球，可能知道巴里堪称传奇，同时也是一位公认的完美主义者。巴里曾经自豪地宣称，他认为罚球命中率的最低标准应该是90%。他在公开场合承认，当其他球员没有努力提高罚球水平，而且他们没有为自己的不佳表现而内心纠结，反而睡得心安理得时，他就会觉得心烦意乱（Fixler，2012）。

我很好奇里克·巴里是否会阅读本书。不过这并不重要，我想问你的是：巴里不理解为什么人们不竭尽全力做到最好，因此而感到痛苦，你能否理解巴里的这种痛苦？你是否想知道，当人们不能做到尽善尽美的时候，怎么才能找到内心的平静和目标感？

举例来说，我写论文草稿的时候，会花很长时间来研究主题：我会去阅读期刊文献、报纸文章、博客；我会听播客，询问朋友对一些问题的看法；和来访者尝试一些练习；随时将灵感写在便利贴上；还会苦思冥想用最佳方式将这些想法表达出来。因此，当我看到我的某些学生得过且过、无所作为（仅仅投入一时半刻的时间来写作，写出的报告能多短就多短）的时候，我真的不得不深呼吸：我不明白他们为什么不关注论文的质量；从什么时候开始，只完成最低标准的工作也是行得通的了？

你是否经常有像巴里这样的想法？你是否经常因为别人没有全力以赴投入正在做的事情，没有尽心尽力将过程中的努力最大化，或者不注意自身给别人留下的印象，而感到沮丧？

你能否想到这样一种让你惊讶的情况，对于你真正关心的事情，别人却缺乏兴趣？那是一种怎样的感受？

你是一位高成就人士，但你并不孤单。有一类人会尽心竭力把事情做好，精益求精，志在必得，高标准完成工作，天生就有超强动力，而且常常感到被别人误解。你就是这类人中的一员。

事实是，当你在做对你来说至关重要的事情时，自然想要做好，尽己所能，全神贯注。这是完全合情合理的，这种思维方式一点问题都没有。

有些时候，周围的世界并不像你那样关心某些事情，这时候你只需要学会怎样有效应对，而不失去自我，不丧失你的标准，不忘却什么对你是重要的。

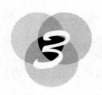 **难以避免的兔子洞 ***

"你应该放下。"

"你过于关注细节了。"

"其他人不会像你那么认真的，忽视那些错误吧。"

"哦，你就忘了这件事吧。"

"不要总盯着细枝末节，要关注大局。"

"错误总是难免的。"

"放轻松，船到桥头自然直。"

上述这些话你是不是常常听到？我敢说，如果每次有人这么说就给你一块巧克力，到现在你都能开一个巧克力店了，对不对？很有可能，你已经在书本上、社交媒体上、工作坊里或者你周围的朋友和其他人那里成百上千次地听到过这些评论。他们会建议你降低标准、少做点事、放下对完美的执着，诸如此类。

让我们暂停片刻，审视一下自己。当别人建议你降低标准的时候，你感受如何？你知道如何降低标准吗？你想要降低标准吗？你听从过别人的建议吗？这些建议会让你在如何做事和如何生活方面，三

---

* 兔子洞，指一种复杂或困难的、不确定的情况。——译者注。

思而后行吗？当别人跟你说"放下吧"的时候，会发生什么？你会基于这些话语改变你自己，改变你的行动吗？

但我总是要做到最好！

现在我们来认识一下丽贝卡。丽贝卡非常热衷于参加网球比赛。她隔天训练一次，遵循特定的训练程序，并且一遍遍地观看她最喜欢的球员的比赛。在学校的学业方面，她也鞭策自己要在所有的课程都拿到优秀。

有一天，我们正在讨论她的一周是怎么度过的，我们暂停了一下，做了粗略的计算，确定她一周完成所有要做的事情需要花费多少个小时。我们最后得出的数字是112，很明显她需要更多休息时间。我让她思考一下，一周里她可以放弃哪些事情。结果她眼睛瞪得老大，眉毛抬得老高，好像我说了什么不可饶恕的事情，她说："Z博士，为什么我不能尽我所能做想做的事情？为什么我不拿出最好的状态？你是让我半途而废吗？"

不止丽贝卡，很多人都问过我类似的问题。从和我一起工作的许多来访者那里，我听到了很多不同的回应。他们的回应都非常真实，并且和他们对事物的看法相一致。

"别再做完美主义者了！别再做高成就人士了！别太在乎了！"

我的大多数来访者听到这样的建议都会感到恼火，无论这些建议是来源于亲戚、书本、教练抑或是心理治疗师。告诉别人不要再这样做、不要再那样做，是很容易的。对别人说教，让别人学会放下也很容易。但是，你我都心知肚明，当你极其关注一些事情的时候，要放下谈何容易。

我心里非常清楚，如果来访者能够这么轻而易举就改变，不再那么过度地关注，他们早就这么做了。

也许你已经尝试过采取不同的方式来做事。也许你试图忽略一个工作项目中出错的可能性。也许你试着不告诉你的伴侣，她想买的那张桌子不是最好的一张。也许你已经尽了最大努力提交一篇论文，而没有阅读所有关于这个主题的出版物。也许你没有一遍又一遍地审核申请表就试着申请某项工作了。你可能还尝试过，写论文的时候不再每天晚上都熬到凌晨两点。也许你还尝试过，没有提前在脑海里预演上百遍，就跟公公婆婆或是岳父母谈论事情。也许你还尝试过，不用穿那件能够遮住不完美小肚腩的衬衫就外出了。

挑战在于，每一次你尝试想要放下的时候，心中都会升起一些不愉快的想法和感受，把你拉进困惑、怀疑和痛苦的兔子洞（rabbit hole）——你会花几个小时苦苦思索，如何才能放下对你来说真正重要的东西。

事实是，那些你在成长过程中习惯做的事情，会让你有所获益，停止做这些事情并非易事。而且，反复听到这些一成不变，同时对你又从来行不通的信息，也令人难受。

这些话并不适合一个习惯于力求完美的人。如果我站在你的立场上（过去我也曾经多次处于你的立场），就能体会到这些评论会让我感受到有多么被忽视，心里有多恼火。这些话经常会从我的左耳进右耳出。我会感到不被理解，而且被迫做出与"我所是"和"我想成为的人"不一致的行为。

但是，既然你正在阅读本书，想必你是想要在生活中做出一些改变的。所以，对你来说，关键问题是：

- 我怎样才能遵循严格的标准完成工作，而不用因为我的表现而与痛苦、焦虑、恐惧和恼人的想法苦苦纠缠？

- 为了过上我想要的生活，做我想做的事情，我需要学习哪些基本技能？（而不是在晚上连续几个小时担心搞砸一个项目或犯灾难性的错误。）我该如何应对那些充满各种不确定性的"兔子洞？"

通过阅读本书，我想邀请你尽可能多地付出努力，利用并强化这种努力去做你在意的事情，同时丰富、扩展你的生活，让生活展现最美好的状态。我们的目标是让你达到一个平衡点，在这个点上，你仍然追求高成就，同时不用牺牲生活的其他方面。这听起来超级酷，对吧？

翻转硬币看看另一面

是什么导致你一次又一次花费数个小时反复思索你正在做的事情？

对于感兴趣的事情，你为什么会如此关注细节？

是什么让你很难放下某些事情、某些标准或者某些偏好？

为什么在该睡觉的时间，你却一直在反复琢磨某些情境？

是什么让你逼迫自己越来越努力，只有当事情完成的时候，才允许自己休息一下？

当周围的人告诉你，要停下来，要放下或者要彻底放弃的时候，是什么让你继续坚持下去？

你为什么要想方设法避免失败？

你为什么对自己如此挑剔？

是什么让你觉得自己对别人的感受和幸福负有责任？

你是不是想知道，为什么其他人不像你那么关注自己正在参与的事情，不像你那么关注自己谈话时给别人留下的印象，或者不像你那么关注自己的工作质量？你是否发现自己大为惊讶，为什么他人不像你那么关注自己做的决定可能产生的影响？

本节中，我们会解释真正驱动这些行为的背后因素，这样你就可以决定如何应对它们。

请你选择生活中三个不同的领域（工作学业、子女养育、伴侣关系、体育运动、健康养生或其他领域），在每个领域中各选一种情境（在这些情境中，事情每况愈下，不尽人意）。

思考一下具体细节：哪里出了问题？你对这个情境以及你自己有什么样的感受？为了在反思过程中给你一些指导，请针对每个情境考虑以下问题：

- 在这个情境下，你感受到有多烦躁、受挫或是恼火？
- 之后你在多大程度上能够专注于其他事情？
- 在这种情境下，你如何回应别人的行为？
- 你是如何对待自己的？
- 你是怎样看待自己的？

分析你对上述问题的回答之前，我们先来看看雷迪斯的案例。雷迪斯是一位律师助理，三个孩子的爸爸，他想要竭尽全力成为最好的父亲。最近，雷迪斯一直因儿子蒂姆在学校里和别的孩子打架而担心。

工作的时候，雷迪斯发现自己满脑子想的都是怎么处理好蒂姆的行为问题。雷迪斯担心蒂姆的不良行为会继续恶化，并最终沦落成问题少年。

受这些想法的驱使，雷迪斯给爱人打了电话，跟她分享了自己的担忧，并提出要求，希望他们一起对蒂姆的行为采取措施。雷迪斯的爱人解释说他们已经尽力了，蒂姆已经在接受心理治疗了，她希望随着时间的推移，他们能够找到处理这件事情的办法。

雷迪斯更加沮丧了，他搞不明白为什么爱人看起来似乎并不担心儿子的问题。他有些困惑，不知道她面对孩子的这种情况怎么能这么云淡风轻。

雷迪斯决定联系其他可能提供帮助的人。他发了很多封求助邮件，询问专家应该阅读哪些书籍，向儿童治疗师征求建议，也考虑过转诊接受家庭治疗。他还要求和蒂姆的老师在接下来的六个月里定期会见。

到了午餐时间，雷迪斯仍然无心阅读办公桌上的任何一份合同，对此雷迪斯感到压力很大，不知如何跟经理解释。他跟经理请求延期完成合同的审阅，但是遭到了拒绝。雷迪斯别无选择，只能加班到很晚以完成工作。

想到蒂姆的未来，雷迪斯就感到害怕，爱人的回应也让他沮丧，他甚至感到自己作为父亲是失败的。而且他需要在非常短的时间内完成所有的工作，这使他精疲力竭。他还担心延期完成工作会影响他的评估。

什么对你是真正重要的？

现在，你已经充分考虑了自己生活中的三种不同的情境，如果硬币的一面是这些情境，那么硬币的另一面，即在这些情境下，最让你感到受伤的事情是什么？

花点时间思考一下每种情境背后隐含着什么。每种情境下，是什么真正驱使你做出了行动?

当雷迪斯思考这些问题的时候,他注意到最让他伤心的是蒂姆将来有可能不会过上很好的生活。当他再次询问自己,是什么让他如此痛苦时,他注意到自己沮丧的原因是,他认为应该像父亲曾经保护自己那样去保护蒂姆,但是自己似乎无法做到。雷迪斯还注意到,他对于可能没有能力给予儿子引导,感到非常羞愧。

关于你选择的这些情境,当你翻转硬币看到另一面时,你学到了什么? 一开始,进行这样的反思并非易事,但是我鼓励你继续询问自己下面的问题:

- 在这种情境下,真正伤害我的是什么?
- 在这件事情上,什么对我来说是真正重要的?

别人总会说有些事情是"错误"的,他们总会告诉我们有些事情是"不完美"的。虽然这些事情总是会困扰我们,但我的经验是,这些事情背后隐藏的,是对我们来说真正重要的东西。

有没有可能,你越是关注一件事情,你就越容易让自己陷入纠结?

有没有可能,你奋力去注意所有的细节,努力鞭策自己,或者花费数小时为一个情境苦思冥想,是因为你真的对这件事情有着特别的关注?

有没有可能,你在床上辗转反侧数小时不能入睡,为某个情境忧心忡忡,不停地自责,或者苦苦思索要做出最好的决定,仅仅是因为你深切关注你正在做的事情,并对之怀有最美好的愿景?

当你深切专注于某件事情的时候，你就会竭尽全力想要做得尽善尽美。你会尽自己最大的努力坚持下去，力求不犯任何错误。这一切都是有意义的：你想要把事情做得完美，因为你真的很重视它。

你阅读本书，可能是因为你发现自己关注的事情太多了，你意识到不可能对每件事、每个人都给予同等的关注。生活中的某些部分可能出了问题，而你想要改变这种情况。可能是人际关系出了问题，健康状况正在恶化，感到孤独寂寞，被某人拒绝了，感到筋疲力尽，或者是你厌倦了一直如此紧绷。

亲爱的朋友，问题不在于你有多么关注那些事。我们可以用一种更舒服的方式，来做你在意的事情。

高成就行为的各种类型

　　无论你的完美主义行为看上去、听起来或是感受上如何，也无论其是如何形成的，都是由你关切的东西、对你非常重要的东西以及对你有意义的东西所驱动的。这些行为如果不受控制，就会很容易让你伤透脑筋，给日常工作生活增加不必要的痛苦，甚至让你怀疑自己到底是谁。

　　在你的一生中，会有成千上万的经历向你展示你真正关注的是什么。本节中，你将会回顾所有那些你逼迫自己要竭尽全力、与失败抗争，并且难以释怀的生活领域。

　　下文列举出了大多数人关注的领域，你可能对其中所有的领域都很关注，或者对其中某些领域更为关注。

- 职业伦理、职业操守和道德问题
- 社交表现，包括对话和演讲
- 运动健身
- 职业成就
- 学习成绩
- 休闲
- 饮食习惯

- 子女养育
- 友谊
- 外表

……

现在，找出你重点关注的三个生活领域。在心里回想一下你之前的种种忧虑：担心令别人失望，担心会失败，或是担心在每个生活领域中出现这样或那样的问题。

让我们来看看照明工程师埃德利认为自己最深切关注的三个领域：友谊、饮食习惯和职业成就。她写道：

友谊

当朋友需要我的时候，我很难对他们说"不"，因为害怕他们觉得我自私。有一次，我的朋友洁芮跟我说她要自驾旅行，请我帮忙照顾她的猫。我心里很清楚，我不应该答应，因为我要做繁重的家务、完成研究生学业，还要照顾生病的叔叔，已经筋疲力尽了，再加上我还需要健身锻炼。但是在洁芮让我帮忙的那一刻，我就是无法说"不"，只能顺势答应。结果就是，我那两个星期心力交瘁，每天晚上只想窝在沙发里看电视，不想跟任何人说话，对自己感到失望，也很生气当初洁芮请我帮她照顾小猫。

饮食习惯

作为成年人，我很想保持健康饮食。我喜欢吃有机食品，不喜欢摄入碳水或糖、高胆固醇或精加工食物。人们邀请我到他们家吃饭时，我通常都会自己带食材，这也就意味着，我总是需要留出额外的时间自己烹饪食物，如果不这样做的话，我就会倍感压力。如果有人邀请我出去吃饭，我通常会先列举出我允许自己吃的餐馆，因为只有这些餐馆的食物干净卫生、健康新鲜。我从来不吃甜点，不喝鸡尾酒，也从来不吃任何我不知道其营养成分的食物。

有一次，我和一位男士约会，他建议我们先吃点比萨垫垫肚子。我不愿意吃比萨，但是我对这位男士有些兴趣，所以就决定按他说的去吃比萨。不过一到比萨店，我就下定决心什么也不吃，甚至连沙拉都不吃，只喝茶。他显然注意到了我的不适，询问我还好吗。我一直都说没事，但是很显然我对眼前的食物感觉压力重重。我记得我当时努力想跟他聊聊天，但是他一直说，和我同桌而坐却只有他一个人在吃东西，这对他来说太怪异了。之后我们就没有再见过面了。

职业成就

设计电影灯光时，我非常注重柔光和背景光，而且我会身不由己地反复调整明暗程度，细致入微地为不同的场景创造不同的基调，让这些场景看起来更具艺术感，更加真实，也更能吸引观众的目光。我热爱工作，但是工作也给我造成了很多困扰。很多时候，我不能放过任何细节，我总是觉得工作还不够完善，即便同行团队说已经可以了，我还是会推迟截止日期。我真希望自己不要在细节上钻牛角尖，但是对我来说，细节是如此重要，因为我想让灯光增强影片的质感。

现在谈谈你吧。

大多数人认为完美主义只与职业、学业、运动或者艺术相关，这是一个常见的误解。如果你是一个积极进取的人、高成就者、主动上进的人、完美主义者或者实干家，就意味着你会非常关注一些事情，而且你很有可能在日常生活的许多领域，做了极其多工作来达到自己的标准。完美主义行为可以渗透到日常生活的各个方面。具体可能表现为取悦他人、时刻追求情绪清晰度（emotional clarity）*、看待道德问题时否认灰色地带的存在、只做最爱吃的食物、做家务的时候严格遵循例行程序，或者为了最佳的度假体验而无休无止地搜索各种攻略。

事实上，一直有研究表明，完美主义可以表现为各种形式（Flett, Greene, & Hewitt, 2004; Hewitt & Flett, 1993; Besser, Flett, & Hewitt, 2010）。正因如此，你可以阅读到有关不同类型完美主义（例如社交完美主义、学术完美主义、职业完美主义、道德完美主义等）的书籍。同样，如果你接受过心理治疗，可能会听到过类似的术语或者完美主义行为的各种变体。

要想为高成就行为及其出现的生活领域一一分类，所要面临的挑战在于，书籍、演讲和工作坊根本不能展现完美主义的数百种表现方式，而且总是滞后的。高成就行为就像一种颜色可能有无限的深浅，它们看上去可能各不相同，但是基本色调都是一样的。总的来说，尽管完美主义表现形式各不相同，但是对于各种类型的完美主义来说，核心动力是相同的。

你不需要为你的每一种高成就行为阅读一本书或是参加一门课

---

* 反映的是我们对自身情绪、感受的辨识能力。——译者注。

程。相反，你可以学习适用于所有高成就行为的关键技能。接纳承诺疗法（ACT）就可以为你提供这种关键技能！

　　所有高成就行为都可以通过切实有效、易于适用、操作性强的ACT技术，得到关怀，并被管理。听起来很神奇，对吧？

第二章
为什么你会过度投入

你可能会思索：为什么我倾向于去做高成就行为和完美主义行为？我是如何习得这些行为的？在做对我有重要意义的事情时，为什么我会那么费力逼迫自己？为什么我明明知道不可能达到完美无缺，还是不断尝试想要把事情做得尽善尽美？

我们奇妙的头脑需要弄清楚我们是谁，以及我们如何成为今天的自己。本书的这一章将会提供这些问题的答案。逐页阅读，你将会从不同层面探索，为什么当你特别关注某事的时候，会竭尽全力做到最好，尽量减少错误并避免遭受失败。

这一章中，有些内容对你来说可能是全新的，有些内容可能是你熟悉的，还有一些可能证实了你已经知晓的东西。

这一章结束的时候，你将会全然理解一件事情是如何导致另一件事情的发生，这些行为是如何开始，如何出现在你的日常生活中的，以及最重要的，是什么让这些行为持续存在的。听起来超级酷，对吧？

事实是：如果你不知道完美主义行为如何起作用，以及这些行为是如何让你陷入困境的，你就无法有效地管理其产生的负面影响。还有就是：我们很容易苛责、批评自己，但是没有语境，我们就不可能理解任何一种行为。你的经历就是语境的一部分。

你越是能够退后一步，检查是什么驱使你去做高成就行为，你越是能够构建令人满意的生活——在这样的生活中，你竭尽全力做到最好，但是不用无止境地担忧、焦虑，不用花过多的时间搜集资料，不用承受错过截止日期的尴尬，也不会自卑和怀疑自己。

让我们投入这一章的阅读之旅吧！

完美主义和高成就行为的"养成史"

　　为什么你对某些事情有如此强烈的责任感，而对于另外一些事情却无动于衷？

　　你过去是如何习得在某些事情上不断鞭策自己，而在另外一些事情上却能漫不经心、轻松自在？

　　你过去是如何习得如此深切地关心他人，以至于你觉得自己对于他人的感受负有极大的责任？

　　你过去是如何发展出这样的心态，严厉地督促自己努力以及投身于所做的事情？

　　在你生命旅程的不同时期，当你关注的人或事出现问题的时候，你可能会想知道你是如何成为现在的自己，你是如何变得喜欢追求高成就和完美主义的。有些时候，你可能很快就会责备、批判或者谴责自己。你可能立刻开始质疑，自己的性格、能力是否有问题，或是自己是否是个正直可靠的人。但是事实是，没有人会无缘无故就成为今天的样子，我们的现在和我们的过去、记忆、梦想、恐惧以及生活经历都息息相关。

　　本节中，我将带你了解各种不同的影响因素，希望能够让你更为

告别过度投入：完美主义者的 ACT 自救指南

深入地理解，是什么让你开始去做完美主义行为，是什么让这些行为持续下去，以及你该如何理解这些行为。当然，我并不确切知道你如此深切关注某些事情的真实原因，但是我确实知道通过引导你自己开始探索，我可以邀请你去发现这些影响因素是如何与你独一无二的经历相关的。

请开始本节的阅读吧。

我们注定会经历恐惧、焦虑和担忧

几万年前，我们的祖先经历了种种艰难困苦：让生命危在旦夕的恶劣天气，令人不寒而栗的捕食者，极度短缺、供不应求的食物，残酷无情的敌人，未知或不确定的疾病，还有很多其他更为极端的恶劣情况。但我们的祖先幸存下来，并繁衍至今。请你想想看，我们的祖先在那些艰难的时刻有什么感受？

我们的祖先当时可能会感受到一系列恐惧情绪（fear-based emotions）*：忧虑、畏惧、恐慌、焦虑等等。如果他们当时没有对敌人的进攻保持高度警惕，可能会发生什么？如果他们不担心自己养育孩子的能力，可能会发生什么？如果他们不担心是否会有足够的水，事情又会如何发展？

---

* 恐惧情绪，本书中指基于恐惧的情绪，可能包含恐惧、焦虑、愤怒、悲伤、内疚、不安全感等多种情绪。——译者注。

如果我们的祖先没有经历过恐惧情绪，就不可能获得如此长远的发展。这些恐惧情绪推动他们用各种方法来保护自己，让自己生存下来。我们的祖先当时体验到了这些感受，经过进化，现在的我们虽然生活在完全不同的环境中，但是天生也能体验到这些感受。

我们害怕失败是进化的结果

你有没有想过，如果一个穴居时期的女人，混淆了凶猛野兽和温顺动物发出的声音，会发生什么？如果一个穴居人混淆了敌人和朋友，会发生什么？如果一个部落选择的定居地很糟糕，又面临缺水，会发生什么？他们所犯的这些错误可能意味着惨重的代价，比如重伤、疾病甚至死亡。

穴居时代的男人和女人不仅倾向于体验恐惧情绪，而且还发展出了极其谨慎的行为，来防止犯错、失败。他们之所以能够活下来，是因为学会了害怕犯错误和灾祸。进化到现在，我们的大脑也会做完全相同的事情。

如今，当我们担心可能会犯错的时候——由于我们天生就会体验各种各样的恐惧情绪，而且我们的大脑已经学会警惕可能出现的失败——我们就会做许多事情以阻止失败的发生。

不幸的是，每次我们试图避免犯错，最终都会强化我们害怕犯错的反应模式。换言之，我们为回避恐惧而做的事情，实际上都会让恐惧愈演愈烈。接下来，请耐心听我解释一下。

让我们看一下丽贝卡的例子。她上二年级的时候，害怕学不好数学。有时候老师会让某位学生当着全班同学的面解题，如果这位学生答错了，每个人都会看到。丽贝卡非常讨厌这样的做法。

为了准备数学考试，丽贝卡把彩色铅笔在笔记本旁边整齐排列好，一道又一道地做数学题，还让妈妈多次帮她练习各种加减法。数学考试的那天，她的表现近乎完美，但是当她知道分数的时候，她意识到自己犯了一个错误。丽贝卡哭得根本停不下来。即使周围的人都劝说她只答错了一道题，丽贝卡还是无法释怀。她在学校整整哭了一个小时，所以老师给她的妈妈打了电话。丽贝卡跟妈妈解释了发生的事情，然后又在家里哭到了将近下午三点。不管妈妈说什么，丽贝卡还是为那个小错误感到难过不已。

随着丽贝卡在学业上不断进步，她对犯错误的恐惧以其他不同的方式表现了出来。她开始担心在拼写课上犯错误，为了防止错误发生，她做了200张单词卡，并且让周围每个人都来给她做测试。

丽贝卡也开始害怕朋友们会不喜欢她，所以她一直想要确保对朋友们说的每一句话都是正确的。丽贝卡开始关注自己的身材，每天都称体重，盯着镜子里的自己仔细端详，并且每天测量体脂率。到了开始恋爱约会的年龄，丽贝卡总是觉得自己不如其他朋友那样有魅力，所以她经常会询问朋友们约会了多少次，并且把自己和朋友们比来比去。邀请朋友们来家里吃饭的时候，丽贝卡总是忍不住担心自己招待不周，所以不断询问朋友们餐饭是否还算可口。

时光流逝，丽贝卡在成长中逐渐发现，只要她学会对事情做好准备，不断检查，并一丝不苟地去做，就能避免糟糕状况的发生。而且在成长的过程中，每当她有了新的恐惧，就继续做相同的事情。她所做的每一个行动，都强化了自己的需要：要把自己犯错、事情出问题或失败的可能性降到最低。

你可能倾向于体验消极情绪状态

个体体验消极情绪状态的一般倾向，被称为神经质（neuroticism）。神经质被认为是"大五"人格之一（Costa，1993），其体验也通常是连续的。举例来说，如果一个人总是担心事情会出错，情绪起伏大，容易烦躁，常常消极看待事情，或者有灾难化思维，那么这个人通常会处于消极的情绪状态，有很大的概率拥有神经质的人格。

查理是一名建筑师，这天他得到消息说他的一位大客户要来他所在的城市，他马上想到可能出现的各种问题，这些想法萦绕在他的脑海里久久挥之不去。他担心不能及时将策划案准备妥当，或者可能会出现错误。他还想到如果客户在策划案中发现了错误，可能就会撕毁合同，投诉他，甚至可能会去跟别人建议不要与他的公司合作。查理忧心忡忡，担心自己的事业会毁于一旦，甚至无法维持生计。

尽管这位客户要几个星期之后才来，查理还是立即着手制作策划案。回到家和家人吃完晚饭后，查理就来到了自己的家庭办公室，一坐就是几个小时，仔细检查各个细节。他熬夜到很晚，第二天一早很早就醒了。

偶尔因为这样的想法而上钩入套是一回事，但是经常以这样的方式来看待事情，就更符合高度神经质的特点了。

关于如何做事，你的父母或养育者可能已经给你灌输了他们的期望

你生命中一些重要的成年人，可能对你设置了很高的期待。他们也许会督促你要一直表现出自己最好的状态，努力学习或是努力工作，一遍遍地练习直到把事情做好。他们可能总是告诉你什么是"正确"的做事方法，而且当你没有尽到自己最大的努力，或是当你把事情"做错了"的时候，就会受到惩罚。

爱丽丝的父母都是老师，他们经常鼓励她和哥哥做任何事情都要做到最好，以此为将来打下坚实的基础。爱丽丝记得在她刷碗的时候，父亲就会告诉她应该怎么正确刷碗；除此之外，在怎么拼拼图、读故事、叠衣服、礼貌待人以及做意大利面方面，父母也给了他们很多最佳方法的建议。

爱丽丝不像父亲那样注重细节，所以有时候她会错过某个细节，然后她就会看到父亲的各种反应：困惑、不满还有担忧。父亲从来不会冲她吼叫，也不会惩罚她，在给爱丽丝反馈的时候，父亲有时候甚至会幽默一下。但是父亲对自己的所作所为感到失望的时候，爱丽丝还是知道的。爱丽丝也知道，如果她非常努力地鞭策自己，在所做的所有事情上争取最好的结果，父亲是会为自己感到骄傲的。

你看到别人把事情做得正确又完美

有时候，我的来访者会承认，他们的父母、照料者或是其他陪伴他们长大的人，从来没有明确地告诉过他们做事完美的重要性，也从来没有给他们施加压力让他们成为高成就者，或要求他们做每件事时都要出类拔萃。但是，在我们逐步探寻他们对高成就行为的信念来源时，他们就会回忆起身边的一些人。那些人即使生病也从不旷工，他们做事总是无可挑剔，他们从不撒谎，犯了个错误就会不安、难过，他们会因为出现了消极的结果而自责，他们在高风险的状况下还是努力勤奋地做事。

在雷诺成长的过程中，全家人在一起吃晚餐的时候，经常会听到父母讨论，如果其他人爽约、最后一刻取消会议或者没有处理好某种情况，父母就会感到沮丧不安。雷纳有时候听父亲说起在工作中犯的一个错误，父亲会一直念叨自己没有注意到细节，自己本应该更加了解状况，并为自己所犯的错误感到内疚。雷纳回忆起父亲是如何用心为别人做正确的事，不能容忍对别人不负责任、不尊重或是不礼貌的想法。雷纳的父亲有很高的道德标准，并且坚持践行这些高道德标准。

雷诺过去没有意识到自己是如何理解这些信息的，他只是个向父母学习的孩子。高中的时候，他成为一名体操运动员，他的内心就开始了纠结。他不能理解为什么同伴们不想在一些姿势和跳跃上做得更好。他心里默默地批评那些不愿付出努力的同伴，而且要确保自己每

告别过度投入：完美主义者的 ACT 自救指南

次训练都竭尽全力。

在你的生活中，是否有这样一些成年人，他们不经意间为你树立了完美主义或高成就行为的榜样？在你的家人、教练、教师、邻居或是其他人身上，你有没有想到什么？

你学到了一点：一个人的价值是由他们在做事时的表现反映出来的

卡莱布从养父母那里听到了这样响亮、明确、直接的信息："优秀的人做事都是谨慎认真、全力以赴的，他们从来不衡量为了完成任务自己付出了多少努力或者花费了多少时间，他们只考虑把事情做好。"

直到卡莱布成年后，回忆起童年，他才发现自己是如何从孩提时起，就将自己的身份和价值与做好所有事情的能力联系在一起了。如果他犯了个错误，做了个错误决定，或者做得没有期待的那么好，他就会觉得自己很糟糕、很差劲或者是个没用的人。

你学会了依靠完美主义的行为来避免不舒服的感觉

也有可能，当你的脑海里浮现出一连串糟糕的想法（比如你很失败、让人失望、样貌不好或者碌碌无为）时，你会感受到不同类型的源于恐惧的情绪。也许你会担心自己是个失败者；也许你害怕自己做的决定会连累你所爱的人遭受痛苦；也许你担心人们发现你名不副实；也许你会惴惴不安，害怕自己不是合格的父母。

为了控制住所有这些因恐惧衍生的情绪，你就竭尽全力，做出那些高成就行为，以防止这些糟糕的事情发生。但是你所采取的每一个预防措施都是为了让自己在当下时刻感觉良好，减小压力，减轻焦虑。与此同时，你的头脑迅速在"把事做好"和"回避糟糕的感受"之间建立了联系。

我们来看看古普塔的例子。古普塔是一位门店经理，他每天早上7点开始工作，只有半个小时的午餐休息时间，他会遵循相关规定完成所有的报告，工作到午夜，直到大多数员工都走了才会离开店铺。同事们会对他说："你太棒了！简直不知道你怎么能做到这么优秀，你简直有超能力！"在这样的时刻，古普塔感到自己的努力工作得到了别人的欣赏和认可。古普塔被聘用后仅仅六个月，就迅速得到了升职。所以古普塔告诉自己："我做得很好，这一切都是因为我付出了努力。"但是古普塔并没有告诉同事们，每天晚上他都会反复思考自己在工作中做得不好的地方，觉得自己应该做得更好。而且，他内心有一部分感觉自己的升职名不副实。他没有告诉别人，他每天都想把事情做得比前一天更好，因为他害怕失败，他不知道除了努力工作之外，还有什么其他方法来处理这些忧虑。古普塔同样没有跟同事说的还有，这期间尽管有过几段恋情，但他通常都会和可能深入发展的伴侣断绝关系。因为如果要深入发展关系，就必须花更多的时间和伴侣在一起，而他觉得无法付出更多的时间，因为那样就会影响他的工作表现。

问题是，即便你可能完成了一些非常棒的事情（某些高成就行为，比如每天关注一个特定的目标，并且在事业上不断进步），因此感觉良好，你还是不知道如何管理作为生活一部分的那些消极的、不舒服的或讨厌的情绪。

你看，如果对你的语境、成长史、家庭教养情况以及过往经历都不了解，就给你和你的行为贴上标签是不公平的。没有考虑到所有的影响因素，就试图理解你为什么倾向于去做高成就行为，以及你如何容易因为不完美、不可预测性或者失败而感到压力重重，就等同于在简化或否认人类的复杂性。在回顾个人成长史的时候，你会发现其中一些影响因素跟你有更大的相关性。事实上，每个影响因素或不同影响因素的组合，在你生命的不同时期展现时，你的头脑就发展出了一套信念架构。这些信念是关于事情应该是怎样的，别人应该怎样看待你，你应该如何完成某项既定任务、项目或者活动，不断鞭策自己并做出最佳决定是多么重要，以及努力是怎样得到回报的。

这样的信念架构看起来似乎是良性的，根本不用担心，而且因为它们看起来像是个人偏好，所以甚至好像还是有益的：

- 我更愿意被看作一个好人，而不愿被看作没有诚信的人。
- 我希望第一次做事就把事情做好。
- 如果我不关注细节，就会失败。
- 如果现在我没有以正确的方式来做事，未来将受到负面影响。
- 我做任何事情都力求成功，否则为什么还要费力去做呢？

• 如果做事的时候没有全力以赴，能有什么好结果?

与此同时，这种信念架构很可能会以成为第二天性的方式，触动、直接或者间接地影响你生活中的其他（也可能是所有）领域。它会驱动你的社交（确保你给别人留下了特别的印象，或者得到了别人的认可）、道德抉择（尽量一直遵照自己的道德标准行事，并且把任何违反这些标准的事情都视为严重的背德）、友谊（希望别人和你看待事物的观点相同，并且有时要求别人和你有共同的世界观）和健康（只吃某些食物，以确保你拥有完美的饮食结构）等，此处仅举几例。

这些都不是你的错。考虑到你出生以来的所有经历，出现这样的行为是人类的天性。并不是在神奇的某一天，或是某次喝了一杯神奇的茶之后，你就魔法般地出现了高成就行为。完美主义行为是长期形成的，通过不同的人生体验被多次强化，以不同的方式出现，并影响你生活中的许多领域。

这就是为什么理解你的个人成长史——揭开你习得这些行为的源头——并且在向未来前进的过程中，选择如何与过去的成长史产生关联，需要更多的勇气。

告别过度投入：完美主义者的 ACT 自救指南

恐惧的多重阴影

场景1：夜晚，我独自走在街上，这时我听到身后有人跑过来。

场景2：我正在准备去见公公婆婆（或岳父岳母）。

场景3：朋友没有回我电话，我觉得自己可能伤害了朋友的感情。

场景4：我正在准备晚餐，想尝试按照新食谱做一道新菜。

场景5：我做了个梦，梦里我英年早逝。

场景6：我的猫咪睡了一整天，几乎没动过。

场景7：我要去一家素食餐厅，不知道自己能吃些什么类型的食物。

从出生的那一刻起，我们就在体验各式各样的恐惧情绪。而且，在你特别关注某事，全力以赴想要做到最好的时候，担忧、恐惧、焦虑以及各种各样的恐惧情绪就会如影随形，与你相伴。

恐惧情绪并不是纯粹的、定义明确的体验。尽管多数学者将恐惧划分为一种面向当下的情绪，而将焦虑和担忧划分为面向未来的情绪，但现实是，恐惧情绪有不胜枚举的细微差异，而且我们对这些情绪的体验是循序渐进、具有连续性的。我们可能只是感到害怕、担忧时，胸部有一点轻微的压力；也可能到极度畏惧、恐慌，心脏快速地跳动。

但是，在事情对你很重要的时候，怎样应对这些恐惧情绪呢？首先，我们来看看亲朋好友、同学、同事，甚至是各种社交媒体所提供的相关信息。

- 关于怎样应对恐惧，你都得到了什么建议？在你成长的过程中，你周围的人——父母、兄弟姐妹、身边的其他成年人——是怎样理解恐惧的？

有关如何应对恐惧的这些信息，大都相似还是有所不同？是否有一个共同的主题贯穿其中？

- 你的身体对恐惧有怎样的体验？你是否注意到了一种特殊的身体感觉？这种感觉是稳定的还是变化的？

恐惧情绪不仅仅存在于头脑中，也存在于身体中。你对于这些情绪有怎样的身体感觉？

- 当你正在体验恐惧时，你会怎么做？你处理恐惧、担忧和焦虑情绪的首选方法是什么？

我们所有的情绪都会推动我们去做一些事情，无论是采取行动，还是调整参与某项活动的投入程度。你的情绪会促使你去做什么，或是不做什么？

- 请你退后一步，审视恐惧情绪对你生活的影响，这些情绪起到了什么作用？它们对你有帮助吗？还是限制了你？能够让你成为你想成为的人吗？

亦敌亦友

我们中的大多数，都收到过关于怎样应对恐惧情绪的无数建议，就好像恐惧情绪是我们的敌人，你应该对抗、压制或者忽视这些情绪。而当有些事情对你至关重要的时候，你可能也听到过类似这样的话："你可以无所畏惧，你必须无所畏惧。害怕就意味着软弱，没有什么好害怕的。"诸如此类。

似乎有一个通用的脚本，内容大同小异，大概如下：恐惧情绪是不好的、烦人的、不舒服的，而且是不必要的。因为这些建议，我们自然而然地会把恐惧定义为一种不好的情绪，竭尽全力想要尽量减少、控制或者用其他东西替代这种情绪，并且因自己感到恐惧而自责。

举例来说，如果你害怕公开演讲，你可能会练习数百次确保自己可以做到，你可能会在演讲前喝酒壮胆，你可能会取消演讲，或者你可能会花几个小时在脑海中猜测所有可能出错的地方。以上的这些行为，有些可能有道理，甚至有时很好用，但是如果这些行为唯一的目的就是减少恐惧情绪，并且失去控制开始自行发展，会发生什么？

你看，一生中你总会体验到某种形式的恐惧情绪——这是不可避免的。体验恐惧情绪对我们所有人来说都是常态，而不是异常情况。当事情对我们来说至关重要时，尤其如此。

尽管我们如此排斥恐惧情绪，但这些情绪曾经多次帮助我们生存下来，并且促使我们做出很有效的行为。恐惧能够告诉我们伤痛背后的真相，比如当我们被拒绝的时候，我们会很受伤，因为渴望被爱。恐惧能够驱动我们采取有效行为，比如研究各种贷款类型，可以让你在购房的时候掌握充分信息，做好准备。恐惧可以帮助我们与人交流联系，比如对正在投简历的朋友表示共情，对他们来说是一种安慰和鼓励。恐惧能够帮助我们在危险的境况下生存下来，比如躲开一辆超速行驶的汽车，可以挽救我们的生命。

在做我们真正关注的事情时，恐惧情绪可以成为我们的朋友甚至是支持者。这些情绪可以帮助我们弄清楚，我们的内心发生了什么以及什么是真正重要的。从本质上讲，这些情绪可以帮助我们深入了解自身，自己的需求，以及在某个特定时刻怎么做是有效的。

所以接下来，当你专注于对你来说重要的事情时，请留意出现在你身上的那些不同程度的恐惧情绪。看看你能否用好奇的目光来观察这些情绪的发生，你对自己的恐惧情绪觉察越多，就越有机会选择怎样有效地回应这些情绪，你就会有更多的能量，来按照自己的方式做事。

错误、过失与瑕疵

当玛丽准备提交一篇研究论文时，她会有深深的恐惧感，担心数据可能不正确，担心没有列举出所有的参考文献，担心理论呈现可能有不恰当的地方。所以，为了确保不会出错，她又一遍通读了整篇论文，尽管前一天她已经通读了五遍。

第二天，玛丽认为论文已经完成了，准备提交给同事。但是当玛丽给同事发邮件，把论文上传为附件的时候，恐惧又一次袭来，她又开始担心论文中有错误的地方，会导致自己的名誉受损。所以，玛丽停了下来，删除了附件，把论文打印出来（因为阅读电子版可能会错过一些信息），重新又通读了一遍。她感觉好些了，跑去开了个会，然后决定第二天再把论文交上去。

接下来的一天，玛丽醒来，像往常一样度过早晨。但是快要离开家门的时候，她发觉自己对那篇论文一直有一种担忧感。尽管她已经检查了那么多次，还是有强烈的恐惧感，担心论文可能有错误。

对我们所有人来说，都会有数不胜数的事情让我们感到恐惧，但是高成就者会有一种独特的恐惧：对于犯错的恐惧。这种恐惧被称为不完美恐惧症（atelophobia）。

这种害怕犯错的恐惧可能会在很多情境下出现，例如在和别人交谈时，在决定购买房产时，在跟约会对象交谈时，在选择要阅读的书籍时，在进行求职面试时，在准备和朋友共度电影之夜时，在选购露台上要摆放的家具时，或者在计划周日早上的远足时。这就是为什么有些文献会使用"社交完美主义""道德完美主义""存在完美主义"等术语，以及很多其他标签来描述完美主义行为。但是在各种各样的标签背后，都是同样的对犯错的恐惧。

什么时候你会害怕犯错？让我们来看看你可能会遇到的不同境况。记录下来。

_____ 在家、单位或者学校完成一个项目时

（例如，竭尽所能毫无瑕疵地完成工作，即便是小项目）

_____ 和别人互动时

（例如，确保别人喜欢你）

_____ 做伦理或道德方面的决定时

（例如，确保自己没有让别人失望，或者伤害别人）

_____ 应对人际关系冲突时

_____ 准备做决定而搜索信息时

_____ 想知道事情在未来如何发展时

_____ 抚养孩子，教孩子人生道理时

_____ 当你的同伴关注的是把工作做完，而不是怎样做好时

_____ 考虑自己的饮食、锻炼和健康状况时

_____ 查看自己的外表、发型、身材和着装时

_____ 当周围的人不关注细节，或者丢三落四时

告别过度投入：完美主义者的 ACT 自救指南

当你在做自己关注的事情时，你很清楚自己的意图，你不需要别人来激励你，提醒你需要做什么，或者检查你是否在工作。你清清楚楚地知道正确的方向，你朝着目标一步步迈进，注意力高度集中，并围绕目标有条不紊地安排工作。但是实现目标的过程并不是简单直接、毫不费力的。事实上，事情可能会出错，而且有时候会错得很严重。

正如我之前的一位来访者说的："把事情搞砸的感觉很糟糕，感觉我的生活就像一团乱麻……如果我把某事搞砸了，就意味着我不够勤奋、不负责任。"

大脑，你的保护者

花点时间来回顾一下你自己的经历。回想过去的一年里你真正关注的一件事情，并且找出三个可能出现问题的具有挑战性的时刻。不要着急，在回忆中慢慢体会，询问自己：回到那些每况愈下，最后发展得不尽人意的时刻，我的内心有什么样的感受？

你可能已经注意到了，当你在做自己关注的事情时，即便你做的是正确的，你仍然会担心事情变糟，感受到一定程度的痛苦、不适或担忧。

还有一些重要的事需要考虑：因为你特别关注某事，所以你想竭尽全力做到最好，而且你正在做的事情可能会带来各种各样的挫折、伤害和失望。考虑到以上这些因素，你的大脑会要求你关注所有可能出错的事情，从而保护你免受各种潜在的伤害，这不是自然而然的吗？

事实是，每当你要做的事对你很重要时，你的头脑就会警示你可能出现的失误或纰漏。

当你自动地、机械地对每一件可能发生的坏事做出反应（这已经让人如坐针毡、不堪其苦了），并且竭尽办法分析、检查更多潜在的问题时，事情就会变得棘手了。

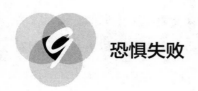

恐惧失败

有谁会喜欢失败？有谁会希望失败？有谁会选修"失败入门"这门课？没有人。

事实证明，你并不孤单。你不希望失败，而且你会尽一切努力避免失败。正如我们在第6节中说过的，我们继承了祖先的生存策略，也就是他们的恐惧情绪。随着社会的发展，我们用来保护自己免于失败的技能，也以精密复杂的方式进化着。

萨奇是一位专业工匠，他在房屋改建方面声名远扬，他也为此深感自豪。他很热爱自己的工作，每时每刻都感到精力充沛。萨奇在铺设硬木地板的时候，会连续好几个小时对齐调整，一遍又一遍检查木块的布局。他会确保所有木块边线笔直，胶水用量恰当，钉子都隐藏不可见。

当他的同事已经准备进入改建工作的下一个环节时，萨奇告诉他们："我需要把铺设地板这项工作做得尽善尽美，但是目前还没有完成。如果这项工作没做好，就会让我显得很糟糕，好像我是个粗心的工匠，但我不是那样的人。只要是我做的工作，我都会竭尽全力，所以你们还是等我一下吧，我不想为我干的活儿感到羞愧。"

我们常常害怕错过机会、面对失败、做得不够、显得愚蠢等。我们会害怕的事情数不胜数，因为人类的体验是无穷无尽的。而且，有可能你一直被鼓励要竭尽全力，做任何事情都要尽善尽美，当事情对你很重要的时候，要勇往直前、深入思考，并且倍加努力。

关于对失败的恐惧，萨奇的故事还有很多版本。其中一种是这样的：如果你没能一直做到最好或是保持自己最好的状态，那么你就是个失败者，你就没有发挥自己的潜力，你就是在浪费自己的良好品质。

对于高成就人士来说，对失败的恐惧很容易就会演变为一种特定的恐惧症——失败恐惧症（atychiphobia），这让我们陷入困境，对任何可能触发失败的情景都会做出质疑、拖延和回避的行为。

尽管你所接触的各种信息中，有关失败的态度已经缓和了一些（例如，现在更为普遍的观念是"失败并不能定义你"），但是你的头脑并不能免受"回避失败"信息的影响。所以，你很有可能仍然会抱着那些关于失败的旧有观念不放。

让我们来仔细分析一下失败对你意味着什么。你可以思考下列问题：

- 当你想到失败的时候，头脑中会浮现出什么？
- 为了回避失败，你都做了哪些事情？
- 这些事情在你的生活中是如何发挥作用的？

回避失败的行为，有得有失

让我们来看看特蕾莎的例子。特蕾莎是一位高级数据分析师，工作以来她一直任职于大公司。然而，随着事业的发展，她却开始越来越担忧被朋友、同事看作失败者或者愚蠢的人。因此，在与朋友、同事交谈或是做汇报的时候，她会很努力地让自己听起来聪明雄辩、博览群书，希望这样就可以让别人在决策能力、胜任力和专业水准上都对她有个好印象。

为了控制这种可能被视为傻瓜或失败者的恐惧，特蕾莎有自己的一套仪式。每天晚上，她会想一遍第二天需要做的事情。白天的时候，她经常会咨询公司内部和外部的人员，确保自己所做的决定是正确的。特蕾莎会寻找最好的技术工具，从而保证自己始终掌握行业的最新发展动态。参加会议之前，她还会喝一杯苏格兰威士忌，以使自己听起来更有热情和说服力。只要特蕾莎做完了这些事情，她就感到自己准备充分，所做的决定也肯定是正确的，知晓自己已经考虑到了所有可能的选择，因而觉得自在，而且在其他人面前也会更为放松（在用苏格兰威士忌麻醉了恐惧之后）。

特蕾莎回避可能的失败有两类策略：公众行为（public behaviors），也就是向他人反复确认并寻找最佳工具；思维策略（thinking strategies），也就是反复思考需要采取的步骤，同时考虑到各种假定场景。我们都做过这样的事情，但是如果你每次害怕失败都反复做这些事情，你就是在强化这种习惯，即做得越来越多以获得暂时的感觉良好（或者至少感觉不那么糟糕）。

虽然上述每一种回避失败的策略都给特蕾莎带来过立竿见影的效果，但是也带来了很多问题。例如她出现了严重的睡眠问题，睡眠不足引起了情绪暴躁；害怕错过最后期限，以及由于没有百分之百准备充分而推迟会议；为了寻找到合适的技术工具而给客服打电话以及阅读数百条评论，最终精疲力竭；因没有时间陪伴家人、没能定期锻炼或者参与社交而产生内疚感……太多问题，让人不胜其烦!

事实上，回避失败是一种有得有失的行为。每次对失败的恐惧涌上心头，你就通过这些公众行为和思维策略来暂时缓解，对失败的恐惧和做更多事情以改善感受之间的联系就会被强化。当然，随着时间的推移，你的头脑会一直推动你做同样的事情，不管当时的境况如何，也不管这些行为让你在生活中付出了怎样的代价。

我知道对你来说后退一步，卸下对失败的恐惧并非易事。你应对恐惧的一些方法可能有效，另一些则可能无效；有些可能可持续，有些则不可持续。但如果不去审视你对于失败的反应对你生活的真正影响，只会让令你深恶痛绝的事情不断延续下去。

想象一下，如果你不再做那些从长期看无法持续的事情来回避失败，而是利用这些时间、心理能量和情绪能力去做你喜欢做的事情、需要做的事情，以及你很在意但是一直忽略的事情，会是什么样子?

当你结束这一节的阅读，我想你可以留意一下自己是如何控制对失败的恐惧的。你会用更多的公众行为还是思维策略来应对可能的失败?

告别过度投入：完美主义者的 ACT 自救指南

10 各种各样的"规则性想法"

我：一天初始，我睁开眼睛。

我的头脑：吧啦吧啦吧啦……

我：拿起一杯黑咖啡小呷一口。

我的头脑：吧啦吧啦吧啦……

我：阅读马尔科姆·格拉德威尔的小说《眨眼之间》（*Blink*）。

我的头脑：吧啦吧啦吧啦……

不得不承认，我们的头脑不是一个悠闲放松的实体，而是一个忙碌勤奋，而且保护意识超强的实体。它一直在理解着我们身体内部和外部发生的所有事情，一刻也不停歇。每秒钟我们接触到的、出现在我们头脑中的信息数量之大，令人难以想象。

毫不奇怪，为了理解头脑中出现的所有信息以及你需要做的所有事情，你的头脑就需要某种模式来理解现实。如果没有指导怎样行动的框架，我们就不可能学会在世界上正常地行动。

我们的头脑有多种方式来构建这个框架，其中一种方式就是将所有输入其中的关于思维、行为和感觉的特定方式的信息，都纳入用大写字母"R"代表的规则（Rules）中。在ACT中，我们把这些"规则"称为"规则性想法"（ruling-thoughts），因为归根结底它们不过是些想法罢了。当然，这些是非常特殊的想法：缺少灵活性、不易受到影响并且不易发生改变。在本书中，我将交替使用"规则"以及"规则性想法"这两个术语。

有些规则性想法，你可能比较熟悉，它们在你还没有意识到时就已经在头脑中运作起来了。这样的想法有如下的例子：及时支付账单、过马路之前要左顾右盼、不要杀害任何人等等。但是还有一些规则被隐藏起来，以至于你在日常生活中对这些潜在的规则毫无察觉。你可能没有意识到这些规则，但它们却在幕后指导着你的行动。

下面是三种方法，可以识别出这些规则性想法：

1.包含"理应""应该""必须"以及"一直"的那些想法。

例如，胡安是三个孩子的父亲，还是一位演说家，他每天都锻炼身体。他认为：

• 我需要一直陪伴孩子们。

• 演说家理应为公众呈现最好的演讲。

2.为了保持健康，我必须严格遵守锻炼计划。

对于事情应该如何发展或人们应该如何行动的过于笼统的期望或偏好。

例如，蒂娜是一位单身女性，她正在寻找伴侣。她一直有如下的想法：

• 我更喜欢别人给我发短信而不是打电话。

• 在公共区域不给宠物拴绳是不当行为。

3.非此即彼的想法。

例如，拉斐尔是一位画家以及视觉艺术创作者。在工作的时候，他认为：

- 每项设计工作都很重要。要么我为这个项目想出一个好的设计，要么我作为画家就是失败的。

- 迟到，哪怕只有一次，也意味着我是一个不可靠的人。

想象一下，从出生到现在，我们的头脑想出了多少规则。至少有成千上万条规则！你可能想知道：头脑中这些成千上万的规则性想法存在的意义是什么？

答案是这样的：当你深切关注某件事时，你的头脑——就像忠心耿耿的保镖——会自发想出各种各样的规则，关于你应该如何表现，你应该怎样完成工作，采用特定的方法是否能够把事情完成得更好，以及在很多境况下你应该如何回应、感受或者行动。你的头脑做所有这些事情，唯一的目的是保护你不必遭受潜在的种种失望、挫折以及伤害。

现在来看看你自己：你是如何理解下列规则性想法的？虽然这些说法都不是完全正确或完全错误的，但是请想想你是否认同其中的某种说法：

- 我所爱之人的幸福始终是我的责任。

- 我需要按照一定的标准把事情做好，否则我会失去信誉和尊重。

- 如果我做的事情对我来说很重要，我必须确保不出任何差错。

- 我应该竭尽全力做出最佳决定。

- 我应该总是尽我所能做到最好。

- 如果某件事我做不好，那么这件事就不值得做。
- 我需要注意细节，否则就会出现失误，让我在之后很长的时间内都追悔莫及。
- 如果我不曾尽我所能努力尝试，就不应该期待有多少回报。
- 我不应该浪费时间，浪费时间太糟糕了。
- 我需要确保别人在任何时候都心情愉悦和备受照顾。

你还有哪些赖以生存的规则性想法?

我们的这些规则性想法就像内心的标准一样，在生活中的每个领域都无处不在、无穷无尽，在考虑到我们的目标、关心的人以及对我们来说重要的事情的时候，尤其如此。

而且，当重要的事情面临风险时，你就会倾向于采取高成就行为，你的头脑将会出现有关成功的规则性想法。

成功的标准

你对成功有什么看法? 如果你环顾四周，会发现我们周围充斥着各种关于成功应该是什么样子的理念:

- "一分耕耘，一分收获。"
  我们可能会想到一个运动员为了赢得比赛，要花大量时间训练，严格控制饮食，甚至可能受伤。
- "如果你自强不息并克服逆境，你就成功了。"
  我们可能会想到一个失去父母的移民，最后成为一家公司的

CEO。

- "拥有很多东西，你就能发挥自己的潜力。"

  我们可能会想到一个软件工程师，他的公司上市后，他成为百万富翁。

- "如果得到了别人的认可，你就成功了。"

  我们可能会想到一个社交媒体用户庆祝拥有2万粉丝。

- "如果你感到快乐、充满热情，你就非常成功了。"

  我们可能会想到一个社交媒体用户，展示他们生活中所有有趣、浪漫和快乐的时刻。

  你的头脑是怎样看待你生活中不同领域的成功的？是什么使你成为一个成功的父母？你如何知道你在职场中是一位有成就的专业人士？你如何知道你在体育运动中已经取得了成功？想想你生活中的不同领域——亲子养育、职业发展、外貌体重、学业教育、品行道德以及人际关系——看看你是否能够识别这些领域中的规则性想法，这些想法是怎样产生的以及它们告诉你去做什么。举例来说，外科医生麦凯认识到，她经常执着于这样的想法："如果某件事情对我很重要，我就不言放弃，持之以恒。"因此，她从来不计较自己工作量的多少，她总是坚持参加各种行政和临床会议，进行研究项目，施行手术，指导实习医生，并且参加各种慈善活动。她从不考虑做这些任务需要多长时间，也不考虑还有没有时间留给自己。为了健康，麦凯强迫自己每天跑步60分钟，即便她感觉不舒服、疲惫或是疼痛的时候也会坚持，因为她完全被"一分耕耘，一分收获"的观点"套住"了。

现在，如果我告诉麦凯要放下这些想法，放弃自己的标准，会发生什么呢？她当然不愿意听到"顺其自然"这样的陈词滥调，因为，毫无疑问所有这些规则都有益于麦凯的职业发展。她为什么要在行动上做出改变呢？

原因就是：我们每个人天生就会成长、成功以及出类拔萃。我们没有必要在这个过程中受苦。正是这种天生的驱动力造就了我们这个世界上很多神奇的事物，比如文字、飞机、电力、引水渠、医疗设备、汽车、电子设备等等各种发明。因为这些发明，我们能够延长预期寿命，治愈复杂的疾病，降低一些致命疾病的死亡率，甚至考虑选择在其他星球上生活。这是不是很神奇？

本书开篇中，我承诺过不会让你放弃自己的标准，不会让你做事得过且过，或是平庸凑合。实际上，如果我让人们变成那样的话，任何人都会感到十分痛苦，特别是当人们对要做的事情非常在意的时候。

但是我能告诉你的是，如果在生活中你不审视自己追求的是什么，为什么去追求，以及怎样去追求，那么你必定会收获失望。如果不审视自己基于恐惧情绪的习惯，你很可能总是会有匮乏感、落后感，或者觉得自己永远不如别人。

关键在于，不要放弃这些标准，也永远不要放下这些规则性想法。重点是要以高质量的方式完成事情，不要因为严格刻板地坚持那些规则性想法而与痛苦、焦虑和压力苦苦抗争。

关键在于，要学习被证实有效的技能，去过你想要的生活，按照你自己的方式来做事，最终成为你自己，不让一些额外的东西阻碍你享受自己取得的成就。你可以注重事业的发展，同时拥有美满的婚姻；你可以把大量时间投入在自己的爱好上，同时参加孩子们的各项活动；你可以定下学业全优的目标，同时周末也跟朋友们共度美好时光。

消极的个人叙事

- 情境：错过一个重要的电话。

完美主义者会想：萨沙，你为什么不能上心一些呢？你聋了吗？你不在乎那个电话吗？你太松懈了。

- 情境：工作中遗漏了某个项目的一个细节。

完美主义者会想：这对我的事业不利，我不擅长这份工作。我真是个粗心大意的人。

- 情境：忘记了截止日期。

完美主义者会想：怎么会发生这样的事情？很显然，我太不负责任了。我早该意识到这一点，我是个白痴。

生活中，每个人都经历过很多窘迫的境况。其中有些是随机事件，比如水槽堵塞了，找不到一件合身的干净T恤，收到欠费通知，或者要应对突发的地震。有些是可预料的，比如宠物年老去世，心情迷惘，感觉自己名不副实，目睹父母慢慢老去，或者财务上做了错误的决定因而要面对其导致的后果。

即便我们已经竭尽全力，生活中还是会有很多很多窘迫忙乱的时刻。对于这些时刻到来的时间、强烈程度以及发生的频率，我们都一无所知。这些事件就是这么突如其来地发生了。到目前为止，你都经历过哪些窘迫时刻？

在这些混乱、繁琐又沉重的时刻，你的头脑自然想要理解正在发生的事情，方式就是详细阐述、解释细节，或者根据这些窘迫的情境想出一个关于你是谁的完整叙事。在这些时刻，你的头脑就像一个律师，引用证据来辨明你的性格——它不一定怀着恶意，而只是在执行它的功能。

你对自己有怎样的叙事？特别是当事情变糟，意料之外的麻烦出现，或者你的期望没有得到满足时，你的头脑中会有什么样的故事？

为了回答这个问题，我请你回忆一些时刻，在这些时刻，事情很具挑战性、难以应对，或者你感觉辜负了自己或者别人。回忆起的例子不必完美，只需要能够帮助你展示自己的一些故事就可以。在回忆的时候，询问自己如下的问题：

- 在那些境况下，我是如何看待自己的？
- 在那些时刻，我是如何评价自己的？
- 我是如何对待自己的？
- 我对自己说了什么？
- 在那些时刻我做了什么？

你怎样与自己相处？你对自己关心、温柔吗？你对自己苛刻、极端挑剔，或不愿原谅自己吗？你怎样描述自己？构建了怎样的故事？

事实是，当我和来访者做这样的练习时，我经常会听到他们说出这样的话："我很笨。我太没有条理了。我很自私、挑剔、傲慢。"

你的回答中是否有一个共同的主题，可以反映出你认为自己是个什么样的人？有没有认为自己是个失败者的想法？有没有认为自己有缺陷、没价值、不可爱、很糟糕，或是其他类似的想法？如果你识别出一些主题，在心里标记出伤害性最大的几个，也就是那些最容易呈现在你的脑海里、你需要留意的主题。

你的头脑为什么会想出那些对自己进行自我批评，认为自己很糟糕的故事？虽然听起来很奇怪，但你的头脑只是在执行自己的功能。头脑的任务是理解各种境况，所以有时候头脑会想出各种各样的内容，包括关于自己的故事。尽管看起来似乎很苛刻，但这是一种叙述我们的内部和外部世界发生的事情的一种方式。

我们的头脑每天都在试图了解自己和周围发生的事情。你能否想象某一天，我们的头脑没有叙述任何事情，就这样度过？这样听起来可能不错，但不可能会发生。我们来想一想人类头脑的进化，穴居时代的男人和女人就是因为将自己和别人作比较，来避免被拒绝、被杀害，或者被独自一人留在恶劣的自然环境，最终才能够生存下来。

所以，我们的头脑需要做出一些描述，包括一些苛刻的评价，来保护我们免受任何可能的伤害。

让我们陷入困境的故事

随着时间的推移，你对于自己是谁的个人叙事可能在形式上发生变化，从苛刻的、批评的、无情的转变成为友好的、乐观的和积极的。但是如果你过于进取，反而会更容易陷入消极的叙事中。你有没有注意到，这些个人故事是怎样在你毫无知觉的情况下，驱动你的行为？

现在让我们来看看阿米尔的例子：阿米尔害怕成为失败者，所以

告别过度投入：完美主义者的 ACT 自救指南

他在纸上写下了一系列对自己的积极的评价，比如：我很仁慈，我很勤奋，我很亲切，我对别人很友善。有的时候，他还会列举出一些回忆，在那些时刻他从别人那里得到了积极的反馈，他想记住这些积极反馈。还有一些时候，他的头脑会开始批评自己，他就和头脑争论，并且列举出那些他所做的正确的事情。

当阿米尔在工作中表现出色的时候，他的感觉会很棒——直到他的表现开始下滑。他尽自己最大的努力，去完全相信关于自己的积极叙事，有时候他感到自己摆脱了消极叙事。但是一段时间之后，他的头脑就又会开始进行自我批评，他就会再次陷入困境，开始和这些批评抗争，并且感到被它们击垮了。关于自己的真实性格，头脑中就像在进行着一场永不休止的战争。

我们很难反驳对自己的描述，因为如果我们没有注意到它们，就会把它们当作"大写的真理"。我们受到这些描述的影响，对它们言听计从。这可是件棘手的事情！

现在，重要的是要觉察到这些故事（描述）——是什么使得这些故事出现，什么触发了这些故事，伴随这些故事的是什么样的行为模式。而且与其证明这些故事是错误的，不如什么都不做而静观其变：观察这些故事而不投入其中。

尽管听起来很难，但是分析这些故事是一个关键的过程，这样才能构建觉察并揭示这些故事对你生活的影响。随着时间的推移，以及你对本书阅读的深入，你将学会用不同的方法来应对这些故事，而不是让这些故事支配你，让你压力重重、疲惫不堪。

第三章
驾驭完美主义和高成就行为的力量

有一天，我和朋友一边听着"赶时髦"（Depeche Mode）乐队的歌曲《真理政策》（*Policy of Truth*），一边聊着本书的手稿。朋友说："我认为完美主义从本质上说是错误而且普遍存在的。"

我停顿了一下，看着朋友，喝了一口啤酒，并分享了我的观点：和世间大多数的事情一样，完美主义并不是非此即彼。实际上，高成就行为是一种有意而为的连续谱，有时强有时弱，其目的是完美地完成你非常关注的事情。回顾自己的生活，你就会发现，在你喜欢的领域更容易出现追求完美的行为。

正如在第二章中说到的，完美主义不是一个单独的东西，而是一系列个人和公众行为的集合，这些集合是由其他影响因素驱动的，这些影响因素可能包含：努力避免可能出现的错误，对失败的恐惧，消极的个人叙事，关于你应该如何行动、感受和看待自己的规则，以及体验恐惧和焦虑的与生俱来的能力。

尽管对失败的恐惧、消极的自我叙事、高成就行为以及完美主义并不是新事物，其根源也纷繁复杂，但是它们通常都会被视为敌人，我们必须要与之对抗，摆脱其影响。

坦诚地说，这种方式对你有效吗？关于这个主题，你读过多少这种论调的书籍？你谈论过多少次要摆脱这些高成就行为？基于将完美主义视为敌人的信息，你做出了多少持久的改变？

我听过成百上千的故事，讲述如果将高成就行为视为敌人，实际上会让人们陷入困境、孤立无援、苦苦挣扎——不知道如何做自己，如何做自己最擅长的事情，以及如何追求对自己来说重要的东西。有些人成功地让自己放宽了几次标准，但是最后还是回到了过去的高标准。

事实是，攻击完美主义行为，以及被劝说"放下"，对很多人来说都不奏效，而不单单是对你不奏效。

我用本章标题来强调我对于完美主义的态度——它不是恶魔，也不是天使，而是一种需要被滋养和指导的强烈的内在意识。

我和朋友的对话，以一首《永不再让我失望》（*Never Let Me Down Again*）结束。我又喝了一口啤酒，对他暖暖一笑。

所以，请拿上你最爱的饮料，找到最惬意的阅读角，投入下面的阅读吧。

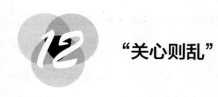

"关心则乱"

　　在成长的过程中，我们都学会了关注生活中的一些事情。在专注于某件事情时，我们也学会了同时体验担忧、恐惧和紧张的情绪。但是，当你对高成就行为敏感的时候，你也学会了害怕犯错误、把事情搞砸、做错事。你学会了对自己严格要求，消极地评价自己的行为，并且受到"自己是不完美的"想法影响，坚信有关"你是谁"的自我描述。

　　你越关注某事，你就越容易受到你个人叙事、焦虑和对把事情搞砸的恐惧的影响。你对做自己重视的事情的最深切的愿望，和你对做错事的恐惧是共生的，永远不会分开。

　　我曾经在我的播客"谨慎行事"（Playing-It-Safe）中采访了一位作家。当时，我偶然地询问了她在恐惧情绪影响下的反应。接下来，这位嘉宾就开始滔滔不绝地跟我讲述她在育儿方面的诸多恐惧：没有恰当地养育孩子，饮食不够合理，做了一些可能会让孩子的余生都要接受心理治疗的事情，总是因为孩子们把家里搞得乱糟糟就发火，诸如此类。

　　那一刻，让我深感震惊的是：在我面前的这个人，直到她决定要孩子的那一刻，才知道母亲的身份对她来说意味着什么。当她成为一位母亲，一种强烈而深沉的关注和关爱就出现了，于是陪伴在孩子们身旁的她充满了爱、奉献和喜悦。但同时她也充满了恐惧，害怕自己会在育儿方面犯错误。

想想看：有些东西你根本就不在意，你毫不关注它们的任何信息；有些东西你是关注的，但是仅限于某种程度；然而，也有些东西是你非常关注的，让你思来想去，夜不能寐。

很有可能在你的一生中，你对不同事物的关注程度是会转移和变化的。你可能会想问，为什么这一点很重要？因为未来，在人生的不同时期，做你喜欢的事情意味着要审视自己处于连续谱的哪一端。

正如我们在本章开头提到的，你对很多事情的关注，你对犯错的恐惧，你认为自己不够优秀的个人叙事，以及你的高成就行为，都是一个连续谱的一部分。这个连续谱以不同的速度、比例和形式，在你生活的许多领域，向不同的方向变化和发展。

你的那些高成就行为，不是你的敌人。那些行为可以被转化为你个人成长的一部分。

在你特别关注某事的时候，就会自然而然出现追求完美的冲动。但是它们不应该被视为规则，而应该被视为能够帮助你过上有意义的生活的路标。

此外，我们来看看你的大脑已经学会去关注的事情。这些事情不会很快消失，甚至可能永远不会消失。所以，不用和这些事情抗争，关键是学会与它们共处，为它们腾出空间，而不是让它们击垮你。

你的关注行为会变化，但这些变化并不能定义你，而是展现着你所真正关心的事情。

明确你的价值取向

- 想象一下，从早晨起床睁开眼睛到晚上安睡闭上眼睛，你都在追寻自己的目标。

- 想象一下，你创造并过上了一种充实、有意义、有目标的生活。

- 想象一下，你对自己的生活感到心满意足、兴趣盎然、充满成就感，即使有的时候事情变得困难重重、令人沮丧或失望也是如此。

- 想象一下，你做的都是对你重要的事情，而不用苦苦挣扎应对忧虑、压力和疲惫。

- 想象一下，你是你想成为的人，坚持对你来说重要的事情，以一种对你重要的方式与世界连接。

- 想象一下，你在做对你来说重要的事情，而且从中获得了活力、快乐和意义。

声明一下，我并不是想模仿约翰·列侬的歌曲《想象》（Imagine）。我刚刚只是描述了你的未来可能是什么样子的。这样的未来难道不让人感到惊喜吗？

如果一年后，你在做对你来说最重要的事情时，不用牺牲你的福祉，不沉湎于自我批评，也不用伤害人际关系，这难道不让人感到惊喜吗？

如果你学会了培养获得高成就的内驱力，但是当事情出错的时候，不用再整晚辗转反侧难以入睡，不用再连续几个小时追悔莫及，或是连续几天不断地自责，这难道不让人感到惊喜吗？

如果你清楚地知晓什么对你来说是重要的，那就太棒了！阅读本节可能像一次温故知新的复习，但是，答应我不要跳过这一节。要留意一下，在你通读本节的时候想到了什么，你可能会为自己的发现而感到惊讶（提示：价值取向并不等于感受或者目标）。

我们大多数人很少花时间去思考我们是如何生活的，思考那些每天能够吸引我们，让我们振奋、充实的东西。我们只是持续去做应该做的事情。我们都经历过坐在桌旁，连续数个小时担忧、思考以及分析我们的生活，但是毫无所得，不能帮助我们发现什么对我们来说是真正重要的。所以这一节的阅读，能够帮助我们明确自己的价值取向，那些对自己来说至关重要、如同无价之宝的东西。

问到任何人关于政治、环境、社会正义、宗教或者道德问题的看法时，回答中会有很多关于事情"应该是怎样的"的说法。而如果询问朋友最喜欢的书籍、电影或者音乐，答案通常会非常有感染力，他们会解释他们对每一本书、每一部电影、每一首歌曲的欣赏之处，以及自己是怎样理解这些书籍、电影和歌曲的。如果让他们翻看手机中的上百张照片，分享那些对他们有特殊意义的照片，他们会讲述那些生活中的重要时刻。地球上的每个人都想生活得有意义、有目标。

在ACT中，我们以一种非常独特的方式思考价值。我们通过一些关键问题的视角来看待价值取向：你想过什么样的生活？你想成为什么样的人？你想成为什么样的父母或子女？你是你想成为的那种朋友吗？你对待自己的方式，是否是你内心深处真正想被对待的方式？ACT的视角非常不同，对吧？

你来自哪里，你认为自己要去哪里，或者你现在正在做什么，这些都不重要。价值取向就像指南针，给你指明前进的方向。找到你自己的真正方向，永远不会太早或者太迟。

在讨论什么对来访者来说是真正重要的事情时，以及在介绍ACT对价值的看法时，我通常会听到一些问题。我对这些问题的回答将在后文一一展开。

仔细阅读这些问题，能让我们在如下方面达成一致：朝向有目标的生活前进；更好地管理对犯错和做得不够好的恐惧；解决那些想要完美做事的冲动。

价值和感受如何联系在一起？

当我们遵循自己的价值取向生活时，会感受到各种各样的情绪——从最舒服的情绪到最紧张的情绪，以及介于两者之间的各种情绪。但是总的来说，当我们做对自己来说重要的事情时，会感受到强烈的活力感、参与感和意义感。

挑战在于，有时人们会将价值和感受混淆起来，但是感受就是感受。我们的感受更像是大海上的波浪，总是来来去去。遵循自己的价值取向并不会让你一直感觉良好；事实上，做重要的事情有时会带来不舒服的感受。

在本书的写作过程中，我感受到了各种各样的情绪——从兴奋、快乐、好奇到疲惫、压力、恐惧等等。很多时候，当我坐下来开始写作，那些感受就像不请自来的客人似的各自做着自己的事情。但是，我非常清楚自己写作的目的。每次我选择和出现的所有感受共处，继续写作的时候，这个选择会给我独特的活力感。就像是每次我完成一个章节的时候，我内心深深知晓，我正在做对我重要的事情。我很清楚我对这个项目的承诺，以及这个项目对我来说意味着什么。

如果价值仅仅等同于情绪，那么随着情绪的缓和，价值也随之消亡。我们所有的感受都会有起有落，之后只会再一次地起起落落，而价值取向体现在我们不断做出的选择中，不论我们的感受如何。

> 小贴士
> 拥有一种感受，而不是另一种感受，并不意味着你在践行价值取向。你只是在感受而已。

如果我将快乐、平和和舒心作为自己的价值取向，会发生什么？

阿尔曼在成长的过程中总是能听到这样的话："乐观和积极都是好品质。如果你总是面带微笑，就会吸引到优秀的人，生活也会变得更加美好。"

如果生活中你想要的就是在任何时候都保持快乐、充满活力，我完全理解。因为这些情绪让人愉悦，而且对别人有感染力。但是我必须告诉你：你无法控制自己的感受，我也不能。你可以不相信，那我们来做一个小练习：现在告诉你自己要兴奋起来，尽你所能去感觉兴奋。

当我告诉自己要有这样或那样的感受时，我也许能够模仿出那种情绪的面部表情，但是用这样的方法并不能引发情绪。一些事件和环境能够引发快乐的感受，但是环境一旦改变，这些感受就消失了。

有时候，我们对快乐的渴望掩盖了我们的伤痛，而这些伤痛的背后正是我们在乎的东西。

> 小贴士
>
> 如果你坚持将快乐作为生活的意义，我想请你问问自己：如果我感觉不快乐会发生什么？如果有这种感受，会带来什么困难？这种感受告诉了我什么重要的事情？

有价值的事和我们喜欢做的事情是一样的吗？

我们都有喜欢做的事情，或者热爱的事情、想多花时间去做的事情。例如，你可能喜欢看你最爱的电视节目，喝你最爱的啤酒，阅读你最喜欢的故事，穿一双特别的鞋，和你最好的朋友聊天，等等。所有这些活动都是美好而有趣的，你可能想拥有很多这样的时刻，但是以上所说的这些都是偏好，而不是价值取向。

这些事情都很有趣，它们都是你喜欢、偏好和选择去做的。但是做这些事情并不一定意味着你在践行自己的价值取向。

践行价值取向，不仅仅是践行喜好，而是检验你的行为是为了什么样的目的。

> **小贴士**
>
> 在做任何你最喜欢的事情时，你可以问问自己：这是为了什么？

如果我的价值取向之一是"想要被别人尊重"，会发生什么？

这是完全可以被理解的，我们都希望被尊重、被欣赏、被看到。但是，尽管如此，我们无法控制别人的反应、行为和感受。我们不能迫使别人尊重、喜爱我们。世界上没有一种仪器，可以用按钮控制别人如何回应我们，而且通常我们越想要控制别人怎样对待我们，他们就越不可能这样对待我们。由于我们不可能控制别人对我们的感受、行为和看法，所以这不能作为你的价值取向！

但是，如果你能够做你控制范围内的事情，如尊重别人、欣赏别人、竭尽全力去理解别人，那么作为回报，你很有可能会感受到被尊重、被欣赏、被看见。

> **小贴士**
>
> 在寻找你的价值取向时，如果你的头脑专注于让别人对你做某种行为，问问你自己：别人的这个反应为什么对我特别重要？我受到的伤害，展现出我在乎的是什么？

告别过度投入：完美主义者的 ACT 自救指南

价值取向和目标一样吗?

这是一个常被问到的问题,我的回答如下:目标是特定的垫脚石和行动,它们会让你朝着价值取向的方向前进,一旦完成,就会被从清单上划掉。但是,价值取向指的是行为背后的"为什么"。

举例来看,如果你想要结婚,这就是一个目标。你一旦结婚了,这个目标就实现了。但是,如果你想和伴侣创造持久的关系,你就需要询问自己:我想要成为什么样的伴侣?我想在这段关系中表现出什么样的品质?关于对别人做出承诺这件事,对我来说真正重要的是什么?你可能会发现对伴侣的保护、倾听和陪伴,是你看重的价值,也是你想在这段关系中体现的品质。

由于我们一直在朝着价值取向努力,在ACT中,我们认为价值取向是个动词,因为它包含持续不断的行动。

小贴士

在思考价值取向时,注意区分你想要实现的预期结果(目标),那些可以从待办事项清单上划掉的事情,以及你想在生活的特定领域中拥有的品质。

重要的规则

我经常从高成就人士那里听到另一个问题:如果我的价值取向包

括"永远全力以赴，永远正确做事"，将会怎样？

在第10节中，你读到了不同类型的规则性想法，关于你应该怎样举止得体、什么是成功、你应该如何做事等等。当然，你的头脑可能会将这些规则性想法和价值取向联系在一起。但事实是：规则性想法告诉你做事的正确方式和错误方式，但是价值取向告诉你想要在行为中体现的品质。比如，"离开餐馆前应该先买单"是一条规则，这条规则告诉你应该怎样行动，不应该做什么事情；但是这条规则背后的价值取向，是对餐馆老板的体贴和尊重。

当然，你的头脑可能会抗议说："但这条规则对我来说超级重要。"假设你决定为一位年老的邻居去买菜，因为这位老人这些天行动不方便，离开公寓有困难。你这样做可能是因为你知道自己的价值取向是仁慈待人。但是，假设你为邻居去买菜，是因为你饱受"这样做是正确的，我必须一直仁慈待人"规则的折磨，那么会发生什么？这两种可能性中，哪一种更让人精神振奋？你的行为是迫于压力，还是出于个人选择？

> **小贴士**
>
> 将个人价值当做是规则可能会带来很多限制，感觉就像是义务，甚至成为负担。选择自己的价值，可以让你拥有以多种方式将价值付诸行动的自由。因此，请记住规则和价值之间这个重要的区别。

践行自己的价值取向将是你一直努力的方向——弄清楚什么对你来说是重要的，并且采取所有必要的步骤成为你想成为的人。你朝着这个方向迈出的步子越多，事情就会变得越好。价值取向是你珍贵的财富，指引你做出选择，并给你指明方向。而且在出现冲突、意外的困难和矛盾的选择时，价值取向将引领你找到方向，不迷失自己。

看起来重要的东西是真的重要吗?

生活既精彩纷呈又充满艰辛。但是，如果你做的每一件事，都是由你的价值取向所指引的，而且你一直在做对你重要的事情，你就会体验到弥足珍贵的活力感、投入感和意义感。来看看我的好朋友肖恩的例子。

肖恩在一个郊区小镇的工薪家庭长大。父亲在肖恩六岁的时候抛弃了家庭，他由单亲母亲独自抚养。在成长的过程中，肖恩喜欢听U2乐队的音乐，热爱运动，有时和朋友们出去玩耍。虽然不能说是经济贫困，但是为了养活他们母子两人，母亲确实工作得非常辛苦。家庭中只有一个养家糊口的大人，生活有时比较艰难。妈妈给肖恩提供了基本的生活保障，虽然他知道自己在物质方面不如其他同学丰富，还是非常感激母亲的辛苦劳作，也知道自己需要努力学习，以免将来陷入困境。

肖恩慢慢长大，高中毕业后，由于内心非常渴望有个稳定的未来，他攻读了商学学士学位，并顺利完成学业。之后，他还是非常关注财富和稳定，就继续攻读了工商管理硕士学位，也完成了学业。

硕士毕业时，肖恩得到了在大公司工作的机会，他很快接受并渴望尽快开始工作。肖恩的家人都为他感到骄傲，妈妈为他举办了一次特别的聚会来表示庆祝。肖恩当时和所有刚毕业的学生一样拥有无限的热情和活力，他准备好要在经济上取得独立，去征服困难，去竭尽全力努力工作，在金融界大展拳脚。他在一家大型卫生机构的金融部门工作了15年以上，最终有能力在大城市买下一套公寓，还给妈妈的房子付清了贷款，每年能去不同的国家度假，也开设了退休账户。按照常理来说，肖恩过着美好，甚至可以说是完美的生活。

但是年复一年，肖恩越来越怀疑自己。他怀疑自己正在做的事情，怀疑自己是否真的幸福，也开始质疑自己所谓的成功。考虑到自己在职业方面取得的业绩和成就，他不明白是哪里出了问题。他弄不清楚为什么他每天都拖着无比沉重的脚步来到办公室，为什么对工作再也提不起兴趣。他的朋友们都批评他，说他不懂得欣赏自己目前为止取得的成就。每一天结束的时候，肖恩都有强烈的空虚感、脱节感和绝望感。为了控制这些感受，他开始去附近的酒吧喝酒，一开始是周三和周末去，后来周二、周四也都会去酒吧。

肖恩意识到自己喝了太多的酒，也意识到自己一直在为职业而纠结，于是他决定休息一周。在休息的这一周里，他滴酒未沾，独自一人待在公寓，想要弄清楚到底是哪里出了问题，为什么他不再感受到快乐，即使他已经拥有了小时候心心念念的东西：稳定和财富。

他在一张纸上写下了对于自己的工作所有不喜欢的地方，而这个列表越写越长。他简直不敢相信，自己是如何拼命强迫自己去做那些非但不能给他带来活力，反而让他的热情枯竭的事情。然后，他尝试列举出自己喜欢这份工作的地方，这个列表稍短一些。接下来，他审视了一下自己平时花时间做的其他事情：参加或观看体育比赛，和亲朋好友聚会，在动物收容所做志愿者。肖恩对每一项活动做了相同的思考——写下自己喜欢的方面和不喜欢的方面。

肖恩写下在当地动物收容所做志愿者的喜欢和不喜欢之处时，注意到自己每个月都兴奋无比地去清理笼子、陪动物散步、抚摸动物、为动物被收养做好准备。他想起每个月的最后一个周六，他都会提前准备好午餐，并确保日程安排表中没有任何与志愿工作相冲突的事情。

肖恩继续思考在动物收容所工作的时光，然后情不自禁地哭了起来，止也止不住。肖恩就这样独自在公寓里哭了好几个小时。他意识到，与其说他创造了自己的生活，不如说生活发生在了他的身上。他感到迷惘、困惑和悲伤，因为曾经看起来似乎是他生活主要驱动力的东西，可能并不是最重要的。肖恩意识到，虽然财富对他来说仍然很重要，但是自己的整个生活并不需要被金钱支配。

时光荏苒，肖恩开始在当地的兽医学校上课，接受兽医技师的培训，同时他还继续在原来的公司工作。尽管在公司工作有升职加薪的诱惑，他还是继续在当地的兽医学校上课。大多数人三年就可以毕业成为一名兽医技师，但是肖恩花了五年的时间。

肖恩离开公司的那一天，他的朋友们又一次询问他："你确定这是你真正想做的吗？要知道这样的机会不是每天都有的，而且你已经将18年的时间都投入在你目前从事的职业中了。"肖恩聆听了每一位朋友的意见，也回忆起了和母亲在离开公司这件事情上的谈话。他很害怕，害怕做出转变，而且对接下来会发生什么，以及未来会是什么样子一无所知。但是肖恩很清楚，他不能再躲在金融工作和每月高额工资的背后了。

那些对我们来说非常重要的事情，对于"我们为什么存在""我们的生活的意义是什么"这些问题的答案，可以指引我们度过每一天——即便事情开始变得困难重重，我们感到失落迷惘，或者可怕的事情发生在我们身上时，也是如此。

 **问自己几个重要的问题**

在内心深处，你真正想要的生活是什么样的？

我们的头脑很容易快速回答这个问题，但是，我们要记得，头脑本身也携带着无数条信息，告诉我们"应该"怎样度过一生。头脑对于这个问题的快速回答可能是正确的，但是我们最好再检查一下。想想那些你逼迫自己要努力，要超越预期，要奋力拼搏表现最佳的领域。在这些领域，你真正希望的生活是什么样子？

不要着急回答这个问题，也不要急于做决定，我邀请你给自己一些时间来反思，探索你内心深处的渴望：你想要怎样生活，你想要如何和自己相处、和他人相处、和世界相处。

下面的练习基于几位心理学家（Blacklege & Ciarocchi，2006）的研究，聚焦在六个不同的生活领域：① 婚恋；② 育儿；③ 友谊；④ 家庭；⑤ 个人成长；⑥ 职业。

为了过上你想要的生活，请一定来做做这个练习。请放上你最爱的背景音乐，尽量减少干扰，找到一个舒适安静的地方，回答下列这些关于你在不同领域中的自我价值的问题。

婚恋：

- 对你的另一半，你想成为什么样的伴侣？
- 你想在你们的关系中如何表现？

- 如果你是你想成为的那种伴侣，你会如何对待别人？

育儿：

- 在养育孩子的过程中，什么对你来说最重要？
- 你希望在孩子们的记忆中，你是怎样的？
- 作为父母，你觉得自己需要的非常重要的品质是什么？

友谊：

- 你想在朋友面前如何表现？
- 在对待友谊的方式上，对你来说重要的是什么？
- 如果你是你想成为的那种朋友，你会如何对待你的朋友？

家庭：

- 在与父母和兄弟姐妹的关系中，什么对你来说是最重要的？

个人成长：

- 在物质生活、心理生活和情感生活方面，什么对你来说是重要的？
- 在精神生活中，什么对你来说是重要的？
- 在你的社区里，你想在他人面前如何表现？
- 你想以什么样的方式放松或是调整自己？

职业：

- 你想在工作或学习中表现出什么样的个人品质？
- 在职场或学校，你想如何与他人相处？
- 在人际关系（所有类型的人际关系）中，什么对你来说是重要的？

这些问题，是关于你想要如何表现，而不是别人应该如何表现或者你希望他们如何和你相处的。你只能掌控你自己的行为。

回想一下你给出的答案，问问自己：

- 我现在正积极地践行着哪种价值取向？
- 我需要在哪些方面做出努力？

想清楚自己是如何生活的，这件事永远不会过时，因为每次你停下来审视日常生活中发生了什么，你就又获得了一次选择自己前进方向的机会，选择要去多做什么、少做什么、开始做什么，或者不再做什么。

请相信我，当你选择每一天都遵循自己的价值取向生活时，生活就会变得更加令人满意、更充满活力、更让人精神振奋。这样的人生并不像结局圆满的好莱坞经典电影，并非没有痛苦、没有纠结，或者没有烦恼，但是选择什么时候经历这些痛苦、纠结和烦恼是值得的，会产生非常巨大的影响。

从现在开始行动

想象一下，从现在开始一年后，你回溯生活，发现你已经在不同的领域一步一步地遵循自己的价值取向前进，没有因为想要做出完美的决定而备受折磨，没有因感到自己做得不够多而内疚，也没有想要确保所做的每一件事都准确地体现了自己的性格。

想象一下，从现在开始一年后，你认真仔细、尽心尽力地完成了自己关注的任务，没有感到压力重重，这些压力来自反复怀疑自己、让自己工作到精疲力竭，或者批评自己做事不够尽善尽美。

想象一下，从现在开始一年后，你照顾着你爱的人，说出你真正想说的话，做着对你重要的事情，没有牺牲自己的福祉，也无须努力克服关于"自己不够好"的叙事。

这样不是很好吗？

在ACT中，我们致力于将个人价值转化为每天可以采取的具体行动。你迈出的步伐大小并不重要，重要的是你为什么去做、怎样去做、在其中你想要怎样表现。

如果你想要过一种基于价值取向的生活，就不能朝着任意方向采取随机步骤来践行自己的价值取向；你的步伐必须是坚定的、有目的的。如果想要去玻利维亚旅行，那么我坐着飞机去日本就肯定到不了目的地，是吧？过有目的的生活也是如此，所以你最好留意你正在走向何方。

要过基于价值取向的生活，你需要做的是：在本页做一个标记或放一个书签，然后放下本书，拿几张纸和一支笔，在每张纸的上方写下第15节中讨论过的，在六个领域中你的价值取向的简要描述。这六个领域分别为：① 婚恋；② 育儿；③ 友谊；④ 家庭；⑤ 个人成长；⑥ 职业。

然后，针对每个价值取向，写下具体的目标、行动和你想采取的步骤。如果你已经在某些方面践行了自己的价值取向，那么就专注于你想要改善的其他领域。为了帮助你明确目标，请回答以下问题：

- 我可以采取哪些具体的行动？
- 我什么时候采取这些行动？
- 我会和谁一起采取这些步骤？

有些行动可能是你立刻可以做的，有些可能是短期过程，有些可能是长期的。有些只需要迈出一小步，有些则需要跨大步去完成。

还记得第14节中提到过的肖恩吗？他选择"保护动物"作为职业领域的价值取向，所以他决定通过学习成为一名兽医技师（长期目标），在未来的12个月里继续每月一次在动物收容所做志愿者（眼前目标），订阅两本有关动物权利的杂志（眼前目标），为教育筹备资金（短期目标），并且调研运营一个诊所或动物收养所需要什么（短期目标）。

我建议你写下这些，并不是想要打扰你或是给你添麻烦。我让你记录下这些事情，目的是引导你养成习惯，做对你来说真正重要的事情，并且在这个过程中保证自己在正确的轨道上——阅读完本书后还能继续这样做。

践行价值取向意味着，用你的双脚、双手和嘴巴去践行，只有当你花时间、做承诺，才能真正践行。

接下来，我强烈建议你创建一个每周追踪表，记录你是怎样践行自己的价值取向的，任何你喜欢的表格形式都会有效果。例如，我在办公室白板的一角，写下了我关注的三个领域——人际关系、职业发展、个人成长。每个领域旁边都有一条直线，每条直线都代表一个连续体：一端表示我密切践行了价值取向，另一端表示我远离了价值取向。每周，我都基于前一周我是如何践行价值取向的，在每条直线上标记一个"x"号。没人知道这些符号代表着什么，这是一种非常私人的方式，用以不断反思自己。相信我，这种方法真的有用。

无论你选择使用什么追踪方式来践行价值取向，尽量让它可视化，这样你就能够看到你逐步开始做内心深处对自己最重要的事情的过程。

想象一下，你核查那些帮助你践行珍贵价值取向的目标、行动和步骤，而不是当天必须完成的待办事项清单中的工作任务，会是什么样子？或者想象一下，如果你选择做事情的唯一标准是这些事情让你趋近于践行自己的价值取向，而不是尽量减少对失败的恐惧，降低事情出错或者让别人失败的可能性，会是什么样子？两者截然不同，对吗？

澄清一下，我并不是说不要去做那些需要处理的家务活——做饭、购物、打扫卫生等等。我想表达的只是，生活不仅仅局限于完成这些事情。

践行自己的价值取向更像是拥有无限的时间边界，没有终点线，也没有所谓的完美。你可以选择在生活的每一刻，都活得有目的、有意义并且充实。

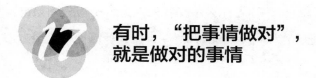

有时，"把事情做对"，就是做对的事情

当你正在做对你来说至关重要的事情时，肯定会遇到各种各样的阻碍。很多东西会阻挡在你的面前——健康问题、家庭聚会、感觉疲惫、工作责任、质疑的念头等等。这不是任何人的错，这就是生活的本质。

你的头脑可能会抗议，会发脾气，会要求你用老方法做事，会要求你做得更快、更完美或更好，也会要求你做得越来越多。这些想法如果不加以控制，会变得很难应付，会很容易让你偏离自己的价值取向。

在撰写本书手稿的时候，我回忆了多年来跟我的来访者们和朋友们的许多对话，这些对话是关于完美主义行为、对失败的恐惧、自我批评以及强迫自己不停歇地工作的。我阅读了很多学术论文。我回顾了之前和来访者工作陷入困境时所做的笔记。当然，我也和一些密友和熟人聊过这些话题。

其中有人这样对我说："帕特丽夏，我不想在关注细节和追求完美方面打折扣，我认为这些都是好的品质。我敢肯定，和我共事的大多数人都认为对细节的关注和完美主义行为是好的品质，其他不够关注细节、不够追求完美的，都只能是退而求其次的次等特质。"

我以前的来访者说过："我为什么不在我的能力范围内做到最好呢？""为什么我要把工作做得平庸无奇呢？""我为什么要停止全力以赴做事呢？"

我的来访者们跟我分享了成千上万的论点，关于为什么在他们做自己关注的事情时，想要放弃那些回避错误、保持高标准、保持对完美的追求的做法根本行不通。有关这些论述，我可以单独写一本书，如果这本书将来要出版，我会将书名取为《完美做事的101种方法》。

有一件事我很清楚：高成就行为是抗拒改变的。

想想看：这么多年来，你一直以一种特定的方式做事，以一种特定的方式思考，以一种特定的方式感受事物。自然而然，这些旧有的做事、思考和感受的方式已经变成了第二天性。这么多年来，你一直在通过一系列公众行为和思维策略来管理对失败的恐惧，这些行为让你暂时感觉良好，却不断强化了做得越来越多的习惯，你大概可以想象到那种力量拉着你去一遍又一遍重复同样的行为——即便你已经准备好做出改变，尝试新事物。

在新旧行为之间进退两难是很正常的，因为当我们尝试新事物时，我们的头脑就会有些抓狂，并拼命努力想回到熟悉的方式。

那些抗拒改变的想法（例如，"放弃高成就行为是行不通的"）有无数种出现的方式。既然我们的头脑可以想出的东西是无限的，谁知道在你的一生中，这些想法会有多少种变化形式呢？

现在，审视一下你自己：你有多少次，在做自己关注的事情时，试图不要给自己太大压力，最后却意识到你的这些努力仅仅只能持续几天而已?

我不能替你回答,但是我敢打赌,很多次你都已经尽了最大的努力来摆脱那些旧有的高成就行为,然而在你可能都没有意识到的时候,就又回到了那些旧有标准。

你的头脑会给你无数个理由,解释为什么把事情做得尽善尽美就是应做之事。何况,当你非常关注某事的时候,当某件事情对你来说真的至关重要的时候,犯错误令人难以忍受。

事实是,我们的头脑有一种超级天赋,能够想出各种理由去走相同的老路。为了这个目标,你的头脑总会这样质疑:如果我想要尝试走不同的道路,失败了怎么办?如果到最后什么都没用怎么办?如果压力最后并没有减小,甚至变得更大了怎么办?如果我想要平衡生活中的各方面,而我的家人因为我的不负责任的行为,受到了负面的影响怎么办?

如果你沉浸在这些想法中,思量它们,甚至和它们争论(而不是采取新的行动),你就会浪费几个小时。当头脑中出现了这些想法的时候,你要尽量退后一步,审视一下如果你继续重复过去在做的事情,会对你产生什么影响。如果你总是为难自己,要求自己为他人的福祉负责,你的生活会发生什么?如果你总是直到确定收集到所有必需的信息后,才开始做事情,将会发生什么?如果你固执地沉溺于你所关注的事情,而不关心生活中其他领域的事情时,会发生什么?

我敢肯定,如果你已经阅读到了本书的这一节,你应该已经尝试过很多方法来处理对失败的恐惧,对自己名不副实的恐惧,以及对不能一直把做事情做好的恐惧。这些方法有效吗?

我在这里不是要告诉你高成就行为是魔鬼,因为正如你在前面章节读到的,我说过做事坚持高标准、尽全力、注重细节,这些都不是问题所在。问题是你如何去做那些对你来说至关重要的事情,这些行为如何影响你的生活,以及这些事情在多大程度上能够让你精力充沛。

这就是为什么你要牢记,有时候把事情做得尽善尽美,就是应做之事。不过有时候,放下也是正确的选择。但是如何区分二者呢?

18　你的生活故事是怎样的

在电影《笔下求生》(*Stranger Than Fiction*) 中，威尔·法瑞尔扮演了一个完美无缺的国税局审计员，名叫哈罗德·克里克。有一天，他听到自己的头脑正在讲述着他自己的生活故事。可想而知，他感到非常困惑，也非常恐惧。正当克里克试图理解在自己身上究竟发生了什么的时候，他意识到自己需要先弄清楚，关于自己的故事是喜剧还是悲剧，这样他才能做好准备。

在我最喜欢的一个电影场景中，克里克走进一家面包店查账，他看到了自己暗恋的面包店女店主，立刻心头一沉。他一句完整的话都说不出来了，只能咕哝几个词。作为回应，女店主睁大眼睛看着他，生气地问："你想要做什么，税务员？"

克里克慢慢地将手伸到口袋里，拿出一个小记事本，然后，从他收集的配套钢笔中抽出一支，写下：

悲剧×

喜剧〇

通过这种方式，克里克持续记录下一天中的每一个事件。我不会跟你剧透这部电影，但是如果你喜欢看带有几分幽默、纠结和爱的故事，我强烈推荐这部电影。

所以，如果你回顾过去的那些时刻：你逼迫自己把事情做好，无休无止地工作，一个项目无缝连接另一个，为自己设定崭新的更广阔、更好、更大的目标，只要觉得自己的家里不够一尘不染就不邀请别人来家里玩……你觉得自己过去的生活故事是怎样的？

- 在你的生活故事中，你一直试图要始终正确地做事，却不去审视这样是否行得通。
- 在你的生活故事中，你一直在努力过一种充实、丰富、有目标的生活，尽其所能做自己关注的事情，而不损害自己的健康、幸福或人际关系。

你怎么看？

生活在"时时刻刻皆做事完美"的故事中有很多好处：你完成工作、取得成就、在获得高品质的成果时心潮澎湃。你把事情做得很好，你看起来就是自己想表现出来的样子，你说正确的话，你做事表现出色，你掌握了一项任务的具体细节，你在任何特定情境下都能做出最佳决定，而且你把别人照顾得无微不至。难道有人不想要这些吗？

但是（这个"但是"有强烈的转折意味），用这种方式来生活会导致一些问题。因为如果事情出了差错，或是没有按照你的预期发展，这就像是打开了大门，让你卷入一场严酷的自我批评、自我怀疑和连续数小时苦苦纠结的龙卷风之中。你可能会实现目标，但是你也要应对一些连锁反应：生活中其他领域的事情被搁置了；精神疲劳；随着肾上腺素上下波动身体高度紧张；由于时间都用来达成目标了，你的人际关系也会受到负面影响。

如果你的生活故事不是"时时刻刻皆做事完美",而是高标准做关注的事情,注重细节,精益求精地追求高质量,同时在出错的时候,或者生活中有人告诉你他们感觉被忽视的时候,不用应对严重的焦虑或自我批评,达到一种有成就感的生活,会怎么样呢?

第二种选择叫作"玩有效性游戏"(playing the workability game)。在玩有效性游戏的时候,你会:

- 找到一种方法,可以把工作完成得出类拔萃、精益求精,同时能够睡个好觉,晚上和你关心的人出去玩,还可以定期进行体育锻炼。
- 管理好所有对犯错和感觉自己名不副实的担忧,而不是与这些想法较劲、浪费时间。
- 构建复原力、灵活性和适应性以应对我们生活的世界中的不可预测性和不确定性。
- 养成习惯,充分利用时间,专注于关心的事情,高效地践行为了实现目标所做出的决定。
- 抛弃别人对于成功和幸福的定义,追求自己的定义。
- 把所有的专业技能、知识和精力都投入在所做的事情中,而不用纠结你的福祉、健康和个人成长所受到的消极影响。
- 培养一种全新的心态,把你重视的事情做好,而不会对其他领域带来长期的消极影响。

你觉得怎么样?

第四章

减少内耗，善用优势——有效性游戏

我真诚地希望现在你已经注意到，本书的一个重要主题是解构关于高成就行为和完美主义行为的非黑即白的观点，并在思考这些行为时，摆脱非此即彼、天使与恶魔、甜与酸的二分对立的描述。

到现在为止，你已经知道，每一件你竭尽全力想要做好的事情背后，都有一些对你非常重要的东西。你想把事情做好，是因为你的重视（见第一章）。你已经知道了你的完美主义和高成就行为是如何开始，以及如何持续的（见第二章）。你已经学会了ACT的技巧可以如何让你构建想要的生活，如何朝着践行珍贵的价值取向而迈进（见第三章）。在前一节，我向你介绍了有效性游戏。

你已经听过我用很多种不同的方式说过，由高成就和完美主义驱动的行为，并不是你的敌人，而是可以被滋养和指导的驱动力，能够引导你进行个人成长。

在本章，我将兴奋地向你介绍不同的技能，用一种有趣、可行的方式，帮助你充分利用这些积极进取、自发主动和完美主义的行为。我将这种新的方式称为有效性游戏！

在接下来的章节中，你将会学习参与有效性游戏的关键原则，所以当你过着充实的生活时，你可以在这些高成就行为和完美主义行为中发掘宝藏，并抛弃那些通常伴随这些行为的糟粕。

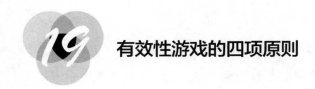

有效性游戏的四项原则

有效性是我在ACT中最喜欢的主题之一！在有效性的原则下呼吸和生活，给我的生活带来了令人难以置信的振奋和活力。

坦诚地说，将有效性付诸行动给了我所需的工具，让我能够用一种更能真实地展现我想成为的那种人的方式，来应对一天中的每一个时刻，即便在我感觉超级暴躁的时刻也是如此。所以我鼓励你把这一节的内容记在心里，让它内化成你的一部分，而且最重要的是，运用这一节的内容去做点什么！

在进行有效性游戏的时候，有四个原则需要考虑：

（1）思维的功能，或头脑的动态性

（2）有效性的本质

（3）你所做的选择

（4）你的价值取向的丰富性

让我们逐一探讨以上四个方面。

头脑的动态性

让我们做一个小练习：拿一个计时器，设定两分钟，合上这本书，然后观察或记录你的头脑在做什么。如果你发现自己在评判自己的想法，或者体验到一种对想法做出反应的冲动，请尽量只是观察这些想法，并且让这些想法自由离开。

你觉得这个练习怎么样？你的头脑对于这一天有没有什么想法？对你想看的电影有什么想法吗？对你的晚餐呢？对关于过去的可怕意象呢？对一次浪漫的约会、关于金钱的担忧或关于一杯啤酒的任意意象呢？你的脑海里出现了很多图片或者文字吗？

你看，现实是，我们的头脑永远不会停止对我们唠唠叨叨。

你的头脑，就和任何人的头脑一样，有自己的生命，不小憩、不休假，一天24个小时、一周7天都在运转。头脑不断地在事物间寻找关联，并且产生成千上万个内容——随时随地。无论我们的性别、年龄、种族背景、政治倾向、宗教信仰或者音乐品位如何，我们的头脑一直都处于唠叨模式。

想象一下，如果你接纳所有的想法，认为这些想法都是真实重要的，或者将其当作你某些方面有问题的证据，并且挨个处理。想象一下，你将时间投入在处理头脑中冒出的每个想法，以及按照这些想法行动上。正如我的一个来访者所说的，"这让人非常头疼"。我可以告诉你，对于我来说，当我沉浸在思考和沉思中，就会感到非常头疼。不知不觉时光已经飞逝，而我除了停留在思索中，什么也没有做。

现在想必你能够理解，承认头脑的动态性而不沉溺其中，并学会应对它，是极其重要的。审视你的想法是如何影响你的，也非常重要。

让我们接着讨论有效性游戏的下一项原则吧！

有效性的本质

如果你看过热门电视节目《菲尔医生》（*Dr.Phil*），你可能常听他说"这是怎么起效的？"如果你对这个脱口秀节目不熟悉，就看看其中任何一集，你都会听到菲尔医生以这样或者那样的形式，询问这个问题。

菲尔医生的问题是"这是怎么起效的？"我会问到的问题是"这种想法对你有用吗？"这两个问题可能听起来是一样的，但是我对这些问题的思考方式，以及ACT对这些问题的理解方式，使这两个问题有着巨大差异。

我将解释其中的差异：大多数人，特别是那些没有阅读过本书的人，误认为"有效性"（workability）与"可行的事情"（things being workable）有关，并且交替使用这两个术语来表示做那些正确、准确、理性并且真实的事情。

- 桑贾伊害怕被拒绝，在参加工作聚会或与朋友外出的时候会感到焦虑。他想："别人觉得我很怪异怎么办？""别人不喜欢我怎么办？"因此，他会想出种种借口推掉这些邀请，也不会给朋友打电话或者发短信邀约一起出去玩，而且参加家庭聚会的时候只待30分钟。对于桑贾伊来说，避免社交场合，可以有效地帮助他回避被拒绝后产生的焦虑和恐惧情绪。

- 西德尼是一名视频编辑师，在电影拍摄期间，他的日程安排得非常紧凑。在每天开始和结束的时候，他都会检查自己的日程安排，确保自己跟上了拍摄进度。为了确保自己不会落后，他周末都在工作室度过。每周日的上午，如果西德尼不在工作室，就会感到压力重重。对他来说，待在工作室，可以有效地帮助他缓解压力。

- 迪迪是两个孩子的母亲，她非常重视陪伴孩子们，并教导孩子们举止得体。一天傍晚，迪迪和邻居一起消磨时光的时候，她注意到，别人问儿子迈克尔有关学校的问题，而他一个也没回答；他还不好好使用餐具，把食物撒得到处都是。迪迪感到很尴尬，心想："是我没做好，教育出来的孩子不尊重别人。""邻居可能会觉得我是个不称职的母亲，没有真正花时间好好教育孩子。"很快，为了应对这些想法，迪迪开始在头脑中列举出孩子们在社交场合表现不得体的事件，然后列举出表现得体的事件。她试图寻找一些蛛丝马迹，看看邻居是否对她这个母亲感到失望。迪迪在整个聚会中几乎都若有所思，没怎么跟邻居交谈。在聚会快要结束的时候，迪迪终于感到了一丝宽慰，她注意到邻居并没有说什么，也没有对她有什么不同的行为表现。

让我们来回顾一下这些情境：桑贾伊通过避免聚会，来回避自己被拒绝后产生的焦虑情绪和对于失败的恐惧情绪。西德尼靠过度工作来应对自己因为怕落后而产生的苦恼。迪迪应对自己是"不称职母亲"想法的方法，是通过在脑海中列举出所有证实或否定这种想法的情况，并格外关注邻居对自己的行为。

从表面来看，可以说每个人的反应对他们自己来说都是有效的，基于他们的想法采取的行动都是有效策略。但是如果进一步审视，桑贾伊、西德尼和迪迪在回应自己的想法时，所采取的行动都在尽量减少不舒服的担忧、恐惧和焦虑。这并不是ACT评价有效性的标准，ACT总是从价值的角度来思考有用性。

让我来澄清一些事情，这样我们就可以达成共识，你就不会感到困惑，放下本书不再阅读。

在ACT中，我们投入更多精力去做的是那些对你有用的事，这样你就可以践行自己的价值取向，去做对自己真正重要的事情，而不是在头脑中苦苦纠结于什么是真实的，什么是正确的。想象一下：你有多少次花费数个小时，在脑子里构建一段论证，向自己或别人证明一个特别的观点？你是否经常反复思考、纠结或仔细思量为什么其他人看待事物的方式与你不同？花费这些时间和精力是否值得？这些行为能帮助你成为想成为的人吗？或者你是否还被困在"时时刻刻皆做事完美"的游戏中？

我并不是说有些事实不是真实的，我的意思是，在本书的语境下（也希望是在你生活的语境下），"有效性"指的是审视一种行为，看它是能帮助你成为你想成为的人，还是让你距离你想成为的人越来越远。

让我们更为深入地探究这个想法。检查某件事情是否有效是什么意思？你做的所有事情，不论是在你的脑海内外，公众的还是私人的，都是一种行为，都可以让你趋近或是避开对你来说真正重要的事情。让我们从两个典型情景来理解这个关键内容：

- 情景1：我会用无麸质燕麦、草莓、酸奶、杏仁奶、角豆和少量香草给自己做美味的芭菲。一周中，有几天我会做这种早餐。
- 情景2：我在看新闻的时候，感到痛苦、愤怒和沮丧。所以我要给自己一块大大的加糖芭菲和两大块巧克力，来控制我的情绪，并且让自己从这些情绪中解脱出来，即便这种饮食行为会让我以后付出健康方面的代价。

你看出两者的区别了吗？吃芭菲这同一行为，既可以让你趋近，也可以让你避开你关注的东西，这取决于不同的情境、语境或者你所处的环境。

检查行为的有效性，可以被理解为一种审视你的生活是否有方向感、有意义、充满活力，你是否关注行为的结果，而不是在头脑中争论是非对错的方式。

因此，检查行为的有效性，特别是那些高成就行为和完美主义行为的有效性，能够真正给予你力量，去过上你想要的生活。

你所做的选择（不是几个，是所有）的重要性

每一天，我们要做的选择都多如牛毛，这些选择有关吃什么、穿什么、说什么、跟谁玩、怎么做项目、和谁一起共事、看什么电视节目、多么努力地鞭策自己等。我们做选择的能力，通常已经得到了充

分的发展，但是参与有效性游戏意味着你需要格外注意自己是如何对个人体验做出反应的，比如如何对自己的想法、感受、情绪和知觉做出反应。

到目前为止，我们已经达成一致，没有人能够控制我们的头脑会产生什么想法；但我们确实可以选择，如何对出现的每一个想法、意象或感觉做出反应。假设一个担忧的想法突然出现，如"如果别人认为我很粗鲁怎么办？"你可以反驳，试着说服自己，回顾过去的场景，看看自己是否表现得粗鲁；你也可能会批评自己——你可以注意到这个想法，并根据在你身上发生的事情，以及在那个特定时刻对你来说重要的事情，来决定如何对这个想法做出回应。

我并不是想说你不应该对于"你是谁""你应该如何表现"或者"你如何度过一生"这样的想法进行反思。我想说的是，每件事情都有合适的时间和地点，包括个人反思，而且你真的不用根据出现在头脑里的每一个意象或者想法做出行动。你不需要用更多的思考回答思考，或者用更多的担忧回应担忧。你不需要用那些让事情恶化的思维策略助长你的纠结。

考虑到你容易过于努力地工作，无论如何总要尽力而为，当你处理棘手的想法和感受时，你需要注意自己所做的选择。

以下列举了需要密切关注的具体迹象：

• 当你体验恐惧情绪时

每当做对你来说重要的事情，并投入大量精力时，你就会体验到恐惧情绪的影响，这是人之常情。因为你对事情越重视，就越容易体验到第7、8、9节中读到的所有那些恐惧。

你会对于失败、犯错、名不副实或者搞砸事情感到某种形式的恐惧。这些恐惧有时像毛毛细雨，有时像倾盆大雨。但是还有些时候，这些情绪可能会像电闪雷鸣的暴雨。但是你体验到的每一种恐惧情绪，都会推动你做出行动，并且要求你想些什么、说些什么或是做些什么。因此，当这些情绪出现的时候，你一定要留意。

• 当你的头脑开始转向苛刻的批评和主观评判时

每一次当你的头脑里开始出现对于自己是谁的评判（如"你就是个白痴！你是怎么了？你是傻吗？你显然不够聪明！你为什么这么怪异？"）时，你都需要留意这些想法。重要的是要记住，你可以选择如何应对这些想法。你不需要被这些消极的自我评判所左右。

• 当你的头脑陷入规则性想法的圈套时

在第10节中，你了解到我们的头脑理解各种信息的方式之一，就是创造规则性想法。你已经知道规则性想法（应该、必须、总是、非此即彼）以及强烈的偏好都是非常特殊的，因为它们非常僵化，很难改变。自动遵循每种想法，将会使你成为自己头脑的囚徒，最终变成无效的高成就行为的囚徒。所以要小心它们！

• 当你感到某种冲动或渴望，迫切想回到完美做事的旧有方式时

当你学会管理并运用高成就行为的力量，而不用因随之而来的糟糕想法而苦苦挣扎（过度思考、思维反刍、自我评判）的时候，你将会有心理或是生理上的冲动、渴望，想回到旧有方式，努力逼迫自己，不加选择地尽力而为，把自己头脑中的想法太过当真，或者坚持

不懈地保护自己避免任何可能的失败。这很正常，旧有行为是为生存而战的。但是每次你感受到这种吸引你回到过去的力量，通常都意味着你需要做出选择。

综上所述：这些恐惧情绪、严厉批评、规则性想法，以及回到做事完美的旧有模式的冲动，都是你的选择点，也都是你的机会，你可以选择如何以有效的方式、ACT的风格以及以能够帮助你成为自己想成为的人的方式，来和这些情绪产生联系。

你的价值取向的丰富性

在第13节以及第15节中，我们探讨了价值取向如何塑造了我们的存在现状，并定义了我们的生活方向。我们达成了一致，认为价值取向不是喜好、目标、感受或想要回避某些感受的愿望。

接下来，我强烈建议你记住，你做出的每一个选择——怎样和别人联系，脾气暴躁时怎样和别人交谈，怎样选择下一个项目或者下一段旅程——都不仅仅是一个决定，而是一个践行价值取向，成为自己想要成为的人的机会。

如果我们没有把价值取向记在心里，生活就会像在一条没有路标的高速公路上行驶，我们最终会到达某处，但不一定是我们想去的地方。我们可能会在旅途中体验到许多兴奋和愉悦的时刻，但生活不仅仅是遇到的那些可爱的和好笑的事情，生活意味着做重要的事，旅途中的每一步都要走向我们想成为的人。当然，享受自我、玩得开心并没有什么错——我并不是想发起一场反享乐的运动——但你希望自己的墓志铭上写着"这里躺着[你的名字]，[你的名字]一辈子每天都忙着寻欢、觅乐"吗？

我并不是说，要过一种基于价值取向的生活，就需要放弃所有愉悦、惬意的活动——完全不是这样。我想说的是，生活不止于此。当然，我不是要把任何事情强加于你。我只能坦诚地告诉你，即便梦想没有变成现实，生活有时会变得残酷，不公平的事情确实会发生，但是做对自己至关重要的事情所带来的满满活力感，能够令人精神振奋，能够让你继续前行，带给你内在的平和舒适。

简言之，有效性游戏的原则是：① 承认头脑的动态本质；② 接受有效性的真谛；③ 关注你所做的选择；④ 坚持自己的价值取向。

我希望你牢记这些原则，可以以任何你想要或者能够采取的方式，将这些原则熟记于心。这些原则将会帮助你培养内心深处的满足感、幸福感、平和感，而不必依赖外在的东西来感受到自己是有价值的。

展开有效性游戏的方法

我超级喜欢看电影和纪录片，这是我最喜欢做的事情之一，它舒缓、令人放松，而且可以引导我的头脑走向新的有趣的方向。我最近看了几个烹饪节目。虽然我的烹饪技艺并不炉火纯青，但也时常能感受到烹饪的乐趣。而且我始终希望，有一天我能突破自我，做出令人大快朵颐的美味佳肴。

在观看这些烹饪节目的时候，我不禁开始思考，有些参与者如何在职业生涯中，致力于创造绝佳美味、烹制令人垂涎欲滴的菜肴、呈现精美的摆盘。你可以清楚地看到有一些人，他们对于烹饪的热爱如此深切，以至于能体现其个人价值。他们致力于用手中的食物创造出一种艺术形式——从食谱开发到食材的选择，再到菜肴的制备。

你看，展开有效性游戏，并非像只准备一顿饭菜，而更像长期规划，决定定期食用健康、营养、优质的食物，并不是一步到位的，而是一个包含很多步骤的延续不断的过程。

以下是展开有效性游戏的方法：

（1）能够辨认出自己的选择点

在第 19 节中，你已经读到了以下的事情是需要关注的：对于可能出现错误的恐惧情绪；对于自己不够好的严厉苛责；关于应该一直正确做事或成功应该是什么样子的规则性想法；并没有审视从长期看什么对你有效、什么没效，就像以前那样让自己忙个不停。这些都是重要的选择点，它们通常都不易被觉察、不受控制，而且会让无效的完美主义行为持续进行下去。

为了辨认出自己的选择点，你可以询问自己如下的问题：

- 我这样做是因为害怕犯错吗？
- 我这样做是在保护自己，不受自己不够好或其他描述的影响吗？
- 我这样做是基于诸如"应该""总是"和"非此即彼"这样的规则性想法吗？
- 我这样做是基于想要无休止地做事，而没有审视从长远来看什么才是重要的吗？

（2）回归到自己的价值取向

遇到一个选择点时，你可以询问自己：现在什么对我来说真正重要？

在这一刻我该怎么表现？我想如何与自己相处？

每一次审视自己的价值取向时，你都在一步步迈向一种有目标的、充实的生活。

（3）全然接纳头脑的动态性

正如你现在所知道的，每当你怀着对于至关重要的事情的关注来追求自己的梦想、目标和愿望的时候，你的头脑会有备而来，武装着很多想法、担忧和"万一"。这不是你的错，也不是你头脑的错，这只是想保护自身的头脑的本性。

（4）反思自己在展开什么游戏

在第6节中，我们接受了这样的事实：高成就行为不是一夜之间突然形成的，而是长期持续、根深蒂固的，它们在你的成长过程中千百次被强化。这不是你的错，这些行为是在你的个人成长史、学习的过程、养育模式，以及敏感地关注事物等因素的影响下共同形成的。

这就是为什么定期反思你在展开什么游戏很重要。你可以询问自己以下问题：

- 此时此刻，我是在展开有效性游戏，还是坚信"无论如何，都要把事情做得尽善尽美"？
- 在这种情况下，我是在"做有效的事情"，还是"一直在鞭策自己，不去审视从长远看什么才重要"？
- 在这次对话中，我是在展开有效性游戏，还是在努力做"完美的朋友"，总是想着让别人开心？
- 在这项工作中，我是在展开有效性游戏，还是"总是全力以赴"，而不去审视生活的其他方面是否受到了影响？

展开有效性游戏至关重要，因为这样可以让你用自己的方式做事，做你自己，并且过有目的的生活。这样，每天早晨睁开眼睛的时候，你都会感到充满灵感，对每天发生的事情都能够敞开心扉，当一天结束的时候也会感到心满意足。

回顾一生时，你就可以说："我所过的生活是有价值的。"更重要的是，你会看到你爱的人就在你身边。

专注于真正重要的事情

你刚刚了解了有效性游戏的原则——怎样参与这个游戏，以及展开这个游戏的方法。由于这是个游戏，而游戏就有赢家和输家，你可能会对有些问题感到好奇，比如怎样能赢、谁赢谁输、赢了有什么奖励，或者输了会发生什么。

以下是我对这些问题的回答：在展开有效性游戏的时候，没有所谓的赢家或输家，因为在亲子养育、友谊、健康、人际关系等领域，没有所谓的赢家。有效性游戏是一种基于价值取向的生活方式——在基于价值取向的生活中，你努力在所有时期、所有领域都成为你想成为的人，不论你和谁在一起、处于一天中的什么时间、住在哪里。

这不是一个一劳永逸的举动，而是你持续做出的努力和一系列选择。例如，如果我想做一个关心父母的女儿，那么关心妈妈的现状、去看望她、在一起的时候好好陪伴她、为她做饭或者一起出去玩等方式，都可以向她表达我的关心。但是我不会止步于此，我会一直遵循做一个关心父母的女儿的价值取向，向前努力迈进。我们会不停地朝着我们的价值取向努力。

你得到的奖励是成就感、满足感和不可思议的活力感，这些都来自基于自己的价值取向所做的一切。事情可能会出错，也可能会失控，你可能会体验逆境、失望和挫折，但是如果你清楚你已经竭尽全力去接近自己想要的生活，那么你就永远不会输。

基于价值取向来定义生活时，重要的并不是事情是如何发展（因为我们不知道事情会如何发展），不是追逐感受（完美和正确的感受），也不是寻求外部认可（不可能一直都能得到外部认可），而是选择你想要如何度过你的一生，并且充分利用有生之年的每个时刻。

把展开有效性游戏作为一种生活方式，会让人产生谦卑之心，这是因为你需要以某种方式承认有很多事情是你无法控制的。无论你多么努力地鞭策自己，在完成一个项目的过程中你度过了多少个不眠之夜，或者你对自己的言谈、外貌、思考付出了多少努力，所有这些努力都不能保证你可以得到想要的结果。意识到这一点会让人感觉很糟糕，但这是真实的，而且接受这个现实能够让人心生谦卑。

事实上，正是这种对结果的强烈迷恋，对事情应该如何发展、你应该如何表现以及如何避免失败的规则的迷恋，让你陷入了无效的完美主义行为的循环中。

如果要展开有效性游戏，你需要专注对你来说至关重要的事情，你需要根据所采取的每一个行动是让你远离还是接近自己的价值取向来衡量其有效性。这才是真正的有效性，是你生活中的真正标准。

然而，正如任何游戏都有复杂的时刻，有价值的人生也是如此。如果我不能从工作中抽出时间，如何能够践行自己成为一个关爱妈妈的女儿的价值取向？当妈妈对我所做的某件事情絮絮叨叨说教几个小时的时候，我应该怎么办？如果我因为某项工作感到压力重重，而妈

告别过度投入：完美主义者的 ACT 自救指南

妈要跟我分享她在健康上的烦恼，会发生什么？当我在跟妈妈的谈话中感觉有点不自在时，我在她面前应该怎么表现？

在这样复杂的时刻，你可以猜到，你的头脑会想起旧有的行为和思维方式。这就是我们的头脑会做的事情：回忆旧有的策略去尽量减少此时此地的压力。头脑会催促你不断重复去做同样的行为，而不去检查当下什么东西对你有用。

在每一个出现问题的时刻，你都处在新的有效性行为和旧有行为之间的路口。新行为鼓励你按照价值取向做事，而不把自己推向崩溃的边缘。旧行为督促你要在所做的任何事情上都表现完美，而不管这些行为在生活中是否有效。例如，你想要陪伴孩子并且定期和家人共进晚餐，但是也想多工作几个小时来应付对失败的恐惧。或者，你正在准备这天穿的衣服，却产生了一种冲动，想要花费好几个小时来换衣服，通过这种方式回避看到自己身材时的痛苦。或者，你跟朋友们聊天，分享你的观点说你有多么不喜欢一位晋升候选人，但是这时感受到自己有一种冲动，想要附和朋友们的观点，以免感到尴尬。或者你需要购买一台新的咖啡机，但是情不自禁想要无休无止地做研究，以便做出最好的决定，以免后悔。

在这些路口，你需要思考此时此地，什么对你来说是有效的，以及什么行动能够让你更接近自己的价值取向，这就是ACT风格。这是你需要询问自己的最重要的问题。请相信我，你将会面临很多路口，这并不是你的错，生活原本就是这样。

展开有效性游戏，永远不会是一条完美无瑕的道路，混乱和挑战始终会存在。但是如果你选择这个游戏，那么你也要做出选择，一次又一次、一遍又一遍地回归自己的价值取向。没有人可以替你做出决定，这是你个人的选择。

在接纳承诺疗法（ACT）中，"承诺"指的不是自动去做头脑要求你做的事情，或者是出于害怕犯错、害怕自己不够好、害怕事情可能会出错而去做一些事情。我们指的是做出个人承诺，生活在这个星球上的每一个瞬间都要成为你想成为的人。

承诺这样做（承诺成为你想成为的人）意味着自始至终承诺投入有效性游戏，而且每时每刻都全神贯注地思考什么是重要的事情。承诺这样做就是要成百上千次专注于对你来说重要的事情。承诺这样做就是在你陷入困境时承认现状，理解当下情境中的困难，并且再次审视找出什么对你来说具有深刻的意义。承诺这样做就是不失去自我的同时，在自己的完美主义行为和高成就行为中挖掘出力量。

我可以真心诚意地告诉你，当你全身心专注地投入有效性游戏的时候，生活就会变得更加美好、丰富，更加令人心满意足，这是真的！

第五章
先暂停，再重启——
跟旧模式说拜拜的日常技巧

现在，你将要开始阅读本书最特别的部分！在此之前，我们先来简单回顾一下。在第四章中，你了解到，要展开有效性游戏，过上充实的生活，需要记住四个关键原则：① 头脑的动态性；② 有效性的本质；③ 你所做选择的重要性；④ 你的价值取向的丰富性。换言之，你需要记住，头脑总是有自己的考虑，那些让你趋近价值取向的才是对你有用的，你能够做出选择来应对遇到的每一个情境，价值取向也总是能够指导你采取每一个行动。这四个原则就像是你的新思维模式的基础，不断滋养你！

但是仅仅拥有新的思维模式是不够的。你需要知道在日常生活中应该做些什么。所以，在第20节中，你了解到要展开有效性游戏，你需要觉察到自己的选择点、回归价值取向、全然接纳头脑的动态性，并且经常反思自己正在展开什么游戏。所以，在你的一天中，如果遇到焦虑和沮丧的时刻，可以询问自己行为的驱动力是什么：是害怕犯错，是保护自己免受各种认为自己不够好的想法的伤害，还是一些规则性想法？

在第21节中，我们证实了展开有效性游戏就像是做出了一个决定，无论如何都要一次次地回归价值取向，并且坚定地承诺，活着的每一刻都要做自己想成为的人，而且不伤害你自己或者你的人际关系。

现在你已经做好了50%的准备，可以尽可能享受高成就行动所带来的所有好处，过上有价值的生活。在本章，你将做好另外50%的准备：学习一些可以帮助我们每天采取切实行动的小技巧。

告别过度投入：完美主义者的ACT自救指南

你可以在任意时间翻开这个部分的任意一节阅读，马上就能发现有用的内容。每一节都在某种程度上独立于其他章节，但又息息相关。当然，我建议你按照顺序逐一阅读所有的章节，并尝试这些新的技巧。有些章节轻松有趣，有些章节则更多侧重于反思，但我想把所有这些章节比喻为一扇扇大门，为你打开壮丽美景，让你能够如其所是地做自己，欣赏本真的自己，让你更有远见卓识，并为你提供可能性，用崭新的方式度过一生。

在每一节的末尾，都有一个名为"暂停一下，继续游戏"的小环节，包含反思性问题、操作方法以及可以立即付诸行动的小技巧。

我希望你能够尝试这些小技巧，思考其有效的原理，并审视这些技巧是如何将"做对你来说重要的事情"和"最大程度发挥自己的能力"联系起来，并且由此将这些技巧内化为你的技能。

最后一点：阅读这些章节时，不要追求速度，要给自己充分的时间，真正将这些技巧内化为自己的技能！

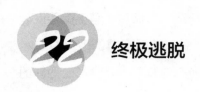

终极逃脱

阳光明媚的一天，我骑自行车经过一条狭窄的街道，这时候一个行人穿着的T恤引起了我的注意。这件T恤是海军蓝颜色的，衣服上用亮粉色印着粗体的ESCAPE（逃脱）。我的眼睛无法忽视它们，头脑同样无法忽视。

成百上千的书籍、电影、故事和传说都在探索这样的主题：我们会被什么吸引又要回避什么，我们要面对什么又要躲避什么，我们趋向什么又在远离什么。你看，我们作为人类，并不是生来就要身处痛苦之中，我们的进化天性已经一次又一次地显示了，当体验到任何形式的不适时，我们都会尽快逃离。没有人会发自内心地说："我喜欢痛苦的体验。"这不符合我们人类的天性。

我们的天性是，每次受到伤害时，就想要远远逃开。

在第二章中，我们深入探讨了过度关注某件事这一行为的复杂性。在第4节中，我们探讨了这样一个事实：当某事对我们至关重要时，我们就会抓住事情应该如何发展的规则不放，这是人之常情。我们害怕事情会出错，我们忧虑事情被遗忘，我们担心自己看起来像失败者，而且当事情没有按计划进行时，我们会严厉苛责自己。

这些体验听起来一点都不有趣，事实上，它们都令人尴尬，像是要尽快逃离的完美借口。我说的"逃离"不仅指的是和摆脱某种情境相关的行为或者身体上离开某种情境，也指的是"逃离"伴随那种时刻的令人厌恶的感受。当你身处这些令人不悦的感受中，而进入逃离模式时，你会做一系列自己习以为常的事情：过度准备、过度工作、过度思考、过度计划等等。

因此，长期投入有效性游戏，意味着要密切关注那些一个接一个出现在你面前的选择点。

理查德从还是小男孩的时候起，就很注重整洁。长大后，当他决定和女友杰西卡搬到一起居住时，他非常激动，迫不及待想要和女友分享生活。他们已经恋爱两年了，二人都同意让关系更进一步。他们喜欢同样的电视节目，都喜欢宠物狗，电影品味类似，对别人都很友善，而且他们的恋爱关系是以真正的友谊为基础的。

杰西卡和理查德用了十天的时间，收拾行李、打扫卫生、摆放家具，他们几乎每晚都点外卖吃，最终杰西卡正式搬进了理查德的公寓。理查德非常兴奋，并且承诺要做一个关心、爱护杰西卡的男朋友；他非常希望成为杰西卡的"好男友"。杰西卡搬来几周后，理查德开始注意到有些事情让人心烦，比如几乎每天晚上水槽里都有没洗的脏盘子，公寓里到处都是没刷的咖啡杯，客厅里有乱放的鞋子，沙发上还偶尔有一只袜子。

理查德什么也没对杰西卡说，因为他不想给杰西卡留下一个唠叨烦人的男朋友的印象。他认为对杰西卡说那些话，不符合"做一个好男友"的价值取向，因为好男友应该对伴侣宽容、理解和接纳。一个月以来，理查德一直希望事情会自行改变，结果却发现自己几乎每天晚上都要洗碗、收拾衣服，上班前还要打扫房间。他意识到，为了让公寓保持自己喜欢的样子，他提前去办公室的机会减少了，工作日去跑步的机会减少了，甚至和朋友打电话的机会都减少了。

理查德知道对自己来说，保持家里干净整洁非常重要，他也知道人际关系需要牺牲、调整和迁就。有时候，上班前做例行的清洁工作时，他感到心安，觉得自己是一个好男友，善解人意，自我感觉更好了。还有些时候，当他对承担这些家务感到烦心或者有些气愤的时候，他就提醒自己，他想要一直做杰西卡的好男友，这就意味着他要整理混乱的公寓。

在外人看来，理查德的行为似乎是合情合理的。但是如果他不帮杰西卡洗咖啡杯、刷盘子和整理衣服，会发生什么呢？很有可能发生的是，他会感到受挫、愤怒和恼火，同时也会因为可能得罪杰西卡、让她失望或者表现得像个唠叨的男朋友，而感到担忧、紧张和焦虑。理查德不想感受到以上任何一种不舒服的感受，但是他希望感受到自己做完家务所带来的美好的感受。理查德就是在用自己的行动，进行了一次又一次的逃避。理查德的行为立刻发挥了作用——他并没有感受到自己担心的那些令人不悦的东西——但是从长期看，会产生另外一些感受。

把事情做好的感受很好。就像理查德所做的这样，做了需要做的事情来回避令人不悦的感受，让人感受良好；做出看起来完美的反应，也会让人感受良好。但是（这个"但是"具有强烈的转折意味），所有这些在你逃避时所产生的良好感受，都是转瞬即逝、不能持久的。总有一天你会感受到所有那些你想回避的东西，这只是时间的问题。

暂停一下，继续游戏！

展开有效性游戏，需要你应对所有类型的感受——和这些感受共处，从这些感受中学习，而不是逃离这些感受，为这些感受苦苦纠结，不去审视它们对你有什么影响。

以下是你可以做的事情：

● 盘点当你可能犯错、暴露缺陷、被视为失败者或者被人以一种不正确的方式看待时，你用来控制消极情绪的所有策略。

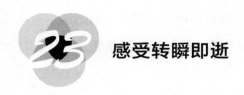

感受转瞬即逝

很有可能发生的情况是，每次你做那些对你重要的事情时，你会格外小心保护自己免受那些令人不悦的情绪的影响，就像上一节中理查德所做的那样。为了控制对把事情搞砸、自己不够好、失败或者事情可能出错的恐惧，你做了很多不易察觉的个人或公众行为。如果把这些行为列个清单，你可能会注意到这些策略都暂时发挥了作用，就像一眨眼的工夫，这些策略立刻会让人感受良好、放松，让人欣慰。但是，使用了这些策略后，伴随而来的所有良好感受，都会产生一种虚假的体验，让你感到你已经控制住了那些令人不悦的情绪，而处理那些情绪的唯一方法就是一次次反复使用这些策略。

我要再重复一次，所有这些良好的感受都是暂时的、转瞬即逝的。就像鞋子会穿坏，就像海浪会消融在大海中，就像食物的香气会消失，我们所有的感受，包括那些不舒服的感受，都会袭来也会远去。

我们所有的情绪都是暂时的状态。研究结果告诉我们，我们的感受平均能够持续7分钟，包括所谓的积极感受和不适感受。这些感受只是一次次地涌现又消失。

思考一下你自己的情况：你曾经24小时持续感到快乐吗？你是

否有过一整天都处在无休止的兴奋中的经历？你和一个人恋爱了一段时间以后，你还会每次见到这个人都感觉心中小鹿乱撞吗？当然，有时你会对某个特别的项目、任务、关系或是对话感受特别良好，但是随着时间的推移，所有这些感受在强度和持续时间上还会保持不变吗？

让我们考虑一下那些不适的感受。如果你曾经历过惊恐发作，你就知道那有多可怕。你会呼吸困难、心跳加快、身体发热，而且好像这些感受会永远持续下去。你甚至可能认为自己就在死亡边缘，快要发疯了，或者心脏病就要发作了。但是所有的惊恐感受都有开始，也有结束。事实上，我说不清有多少次，我的来访者去了急诊室，结果被告知这是惊恐发作，需要去看心理医生，惊恐发作的那一刻，医生也无能为力。

最终，我们所有的感受都会停息。但是当你忙着追逐美好的感受时，会发生什么呢？

让我们想象一个场景：假设你正在准备一篇申请研究生项目的论文。你非常重视，想要确保用词准确，几乎每晚都要一遍遍地检查论文格式，请别人多次通读论文，睡前自己再次阅读，甚至在健身房的时候，你都在不停地思考如何在申请中更好地呈现你自己、为什么你应该被通过。所有这些行动都很有意义，因为追求一些重要的东西，而且努力工作实现目标的感觉很好。在这个场景下，你在应对申请项目所带来的一些痛苦感受，同时也在做你需要做的事情，让你的申请更有可能通过。

现在，让我们想象另一个场景：你正在为需要买什么车而感到焦虑。你在头脑中思考了一遍未来可能遇到的各种问题以及如何应对：我搬到了另外一个城市怎么办？这辆车长途驾驶安全吗？以后这辆车可以卖吗？如果接下来我结婚成家了，这辆车能够满足我和家人的需要吗？我的父母在车里有安全感吗？要是露营的话，后面可以挂一个车斗吗？孩子在车里我会觉得安全吗？我能开着这辆车去滑雪吗？你可能会试图回答每一个问题，以确保能够做出最佳决定。否则，你可能会后悔。当你无可挑剔地研究和处理了每一种可能出现的问题后，你会感觉良好。在这种情况下，你就是通过回答以上每个问题，来应对买车这件事带来的焦虑。

如果回顾一下，会发现在这两种场景下，你应对内心痛苦的方式都是做一系列的事情：重新检查、搜索信息、咨询他人、反复思考等等。所有这些行动都强化、维持并且支持了这样的证据：当你做关注的事情时，应对内在不适感的唯一方式就是把事情做得尽善尽美。如果你上百次地重复了这样的模式，那么你的头脑就习得了这一点：应对不适情绪的唯一方式就是追逐那些美好的感受。

构建充实的生活和展开有效性游戏，并不仅仅是追逐转瞬即逝的美好感受或是轻松舒适的情绪，不仅仅是用完美的行为来应对内在的痛苦。

暂停一下，继续游戏！

你需要退后一步，学会"拥有"所有的情绪——短暂的、舒适的、愉快的、令人不知所措的以及令人烦恼的，全部的情绪。学会拥有这些情绪意味着有意选择去觉察、意识到所有的感受，并接纳和承认所有出现的感受。

以下是你可以开始做的事情：

• 如其所是地注意自己的感受，并向自己描述。你可以说："这是我对自己名不副实的恐惧。这是我对被视为失败者的恐惧。这是我对事情可能恶化的不安。这是因别人可能会拒绝我而产生的压力。这是我对自己看起来可能超重的恐惧。"

• 告诉自己，"这是糟糕的感受，我讨厌生气的感觉"就意味着没有给这些感受留出空间。评判和批评感受就是不承认这些感受。理智分析情绪，也不意味着拥有这些情绪。

24 夺取和冻结

我说三个词：支票、咖啡和老鼠。现在请你想出一个包含这三个词的故事，这个故事不需要有多复杂，只要把这三个词联系在一起就可以。

你想出了什么故事？下面是我的头脑创造出来的一个故事：

早上，我正在煮咖啡，闻着袅袅香气，想象着咖啡的美味，耳边萦绕着咖啡机的声音。这时候，家里的老鼠萨莉快速向我跑过来。萨莉越跑越近，我能看出来她是想要些什么。她想要什么呢？我很好奇。我小心翼翼地用双手捧着萨莉，把她放在我的肩膀上，同时继续等待咖啡煮好。萨莉特别喜欢玩耍，在我的肩膀上动来动去的，不过它还是保持身体的平衡不掉下去。我把咖啡倒在杯子里，边小口品尝边在厨房里踱来踱去。这时，萨莉也在动来动去，好像她在指引我去往哪里。我走动着，萨莉也跟我一起动。我坐下来看新闻，小萨莉像往常那样，爬到了我的大腿上。我坐下来，放松身体，抓起报纸开始阅读。但是在我伸手去拿报纸的时候，一张放在桌子上的支票慢悠悠地飘落下来。在支票掉下来的过程中，小萨莉从我的大腿上一下子跳了过去。支票就像是一块魔毯，她乘着支票，最后支票和萨莉都落在了厨房的地板上。

告别过度投入：完美主义者的 ACT 自救指南

这种将信息关联、组织、分类和聚集的能力，是一种新能力吗？答案是否定的。正如你可以回忆起在第11节和第19节中阅读的内容那样，不论我们是否注意到，我们的头脑都在不断创造故事，将一件事与另一件事相关联。无论我们是在体验挑战、困难和不舒服的情境，还是令人惊叹的、快乐的和充实的经历，都是一样的。

你可能会好奇，为什么本书作者又开始老调重弹了？我的回答如下：我的那些有高成就行为倾向的来访者，年龄从7岁到50岁不等，我和他们一起工作的时间有数百个小时，我一遍又一遍地听来访者说起他们的大脑会如何最大限度地自作主张。有时候，我认为完美主义的问题在于过度思考。

如果你愿意，可以尝试做另外一个练习。拿起你的手机，浏览手机中的照片，选择你最喜欢的一张。不用花费太多的精力去试图找出一张完美的照片，只要找到一张你时不时喜欢看的就可以了。花点时间描述一下这张图片的三个特点——物体的颜色、照片上的人所穿的衣服等等。接下来，请注意你的头脑中出现的东西。

你注意到了什么？

这只是我们的头脑在一瞬间所做事情的一个小片段。想象一下我们的头脑在一整天里都做了些什么。

无论我们走到哪里，都带着我们那个无法停止、永不松懈的头脑，它会产生各种各样的想法、假设、梦想、痴迷、担忧、幻想、对策、偏见等等。有关头脑动态性的内容，我恐怕可以写一整本书。

有没有可能，我们过于重视头脑的反应，高估了它们判断真伪的能力?

但是，我们有多少次坚持自己的立场、信念、观点和知识，并且毫不怀疑地践行它们了呢?

有多少次，我们宁愿轻易抓住旧观点不放，而不愿努力用新的方式来理解现实、我们自己和他人?

心理学家将这个过程称为"夺取和冻结"(seizing and freezing) (Kruglanski & Webster，1996)。这个术语指的是，为了形成对问题的初步回答，我们会快速搜索（夺取）信息，并将这些信息冻结，尽管后来出现的信息可能会呈现出一些不同的内容，我们也会坚持之前形成的假设。快速地接纳夺取的信息，认为这些就是事实，会尽量减少或者摆脱未知所带来的不适。"知道"会让我们感受良好。

这一节再一次请你承认你的头脑的动态性本质，也给你提供了一个机会去反思头脑产生的内容（例如，关于高成就行为的规则、错误的意义、关于失误的描述、失败代表了什么）是否是绝对真理，以及当你的头脑忙于创造新内容时，它是否正处于"夺取和冻结"的过程。

暂停一下，继续游戏!

我们接着向前推进，想象你的头脑正在不停歇地播放各种类型的内容，请检查如下事项:
- 如果你的头脑正在播放一些有用的东西，那就收听吧!

• 如果你的头脑正在播放一些无益的东西，让你偏离了对你来说至关重要的东西——你的价值取向，那就调频去关注那些当下你正在做的事情。

• 如果你的头脑正在像往常一样迫使你去做一些事情，那就检查一下你是否正处于"夺取和冻结"的过程。

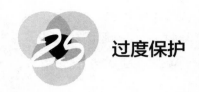# 过度保护

让我跟你分享一个小故事。

一个星期二的早晨，我公寓的门铃响了。我走下楼梯，听到有人走开的脚步声。我打开门，门垫上有一个包裹。我把包裹拿起来，注意到它重量很轻。我打开盒子的时候，听到了包装纸发出的起皱的声音。现在我手里拿着一本名为《素食主义者》的精美食谱，书里都是图片和基本的烹饪信息，还有一些人物故事。

我翻看着菜谱，黑豆汤、西蓝花小米炸丸子、面包糠蘑菇和奶油玉米，我的头脑在说："我的天，这是一份多么美好的礼物啊。哇，这本书太棒了，这些菜谱太惊艳了……不过这些菜谱也有些让人望而生畏——它们看起来很容易烹饪，其实很有挑战性。所谓的一日三餐'家常菜'，对我来说并非如此。如果我参照了这本漂亮的食谱，但是做的饭菜仍然平淡无味怎么办？除了我经常做的那些单调的饭菜之外，我真的能够做出别的美食吗？如果我在厨房里忙活了好几个小时，还是没人喜欢我做的饭菜怎么办？我的天，那样就会再一次证明，我在厨房里一无是处，我下不了厨房。"

你曾经历过多少次这样的时刻？不一定和烹饪有关，而是对于你想做的事情、随机发生的事件甚至是你需要做出的不重要的决定，你

的头脑对你大声呼喊，诉说着所有的怀疑、担忧和顾虑？

我们的头脑有很多功能，这里并不一一赘述，但是为了更好地表述本书的观点，我想要重述一下头脑的保护性功能。

在翻阅《素食主义者》这本书时，我的头脑一直在不断诉说着有关我烹饪能力的种种顾虑。但是头脑也在试图保护我，以免我在厨房里制造灾难，这样我就不会为自己的烹饪技术感到失望，也不会因为自己没有烹饪天赋而感到羞愧。

说这些可能会让你觉得有些奇怪，或者像是废话。但是事实是，我的头脑又一次表现得像一位对我过度保护、过度关心、过度同情的朋友。想想你的头脑中的那些信息，它们可能与事情出错、结局不好的情境有关，也可能与别人拒绝了你或者你的诚信受到了质疑有关。你可能感觉你的头脑好像是你的敌人，好像你在身体里携带了一个敌对者，但是情况确实如此吗？你的头脑真的是在拼命地伤害、羞辱你吗？

在第6节中，我们已经证实，如果我们的头脑是有意要伤害我们，那么祖先就不可能生存下来。我们不可能发展成为一个物种，也不可能发展到今天。如果没有头脑发挥作用，在每一步发展中保护他们，并且预测可能出错的每一件事情，穴居时代的男人和女人不可能应对他们接触到的复杂情境。如果我们的头脑没有预见到所有这些潜在的威胁，我们今天就不会存在于此了。

随着时间的推移，我们的头脑收集了大量的信息，来保护我们远离不好的事情，防止我们犯错或是让自己陷入尴尬的境况。这些信息有的语气温柔（例如，你需要带伞以防下雨），有的语气平和（例如，如果你学习不够努力，法律考试可能会不及格），有的语气强硬（例如，你是白痴吗？）。但是我们的头脑还没有适应我们生活的时代，因此会做出错误的预测。

例如，你的头脑可能会把直升机的声音视为一种威胁（即便直升机正在运送病人去医院），可能会在你犯错时预判别人会嘲笑你（即便大多数时间别人并没有注意到我们），或者会假设你按照《素食主义者》上的食谱所做的饭菜是寡淡无味的（即便你已经按照其中一些食谱成功做出了美味饭菜）。

头脑保护我们的例子不胜枚举，而且对我们每个人来说都是独一无二的经历。但归根结底，与其说我们的头脑像对手，不如说像过度保护我们的朋友，试图给我们提供有效的帮助，但最终却让我们的处境更加艰难。

暂停一下，继续游戏！

要展开有效性游戏，你必须时刻意识到，你的头脑是真诚地想提供帮助，但是不一定总能成功做到。

本周，当你的头脑对你是谁，你在做什么、说什么或者有什么感受产生批评、评价或不公平的判断时，问问自己：

- 现在我的头脑正在试图保护我免受什么伤害？
- 我的头脑要提醒我的潜在灾难是什么？
- 我的头脑正在大声呼喊，试图让我屏蔽什么感受？

告别过度投入：完美主义者的 ACT 自救指南

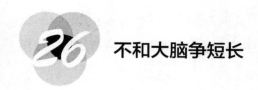

26 不和大脑争短长

读到这里，你已经通过文字和简单的练习体验到了，我们的头脑会怎样自行运转。

有时，头脑的动态性对我们是有益的：它告诉我们该朝哪个方向走能够找到最喜欢的餐馆；想出下一次旅行怎么规划；在职业选择中给予指导；提醒我们注意危险。但有时候，头脑带我们去了不想去的地方。我们应该怎样对待我们的头脑呢？

我们所有的想法——包括记忆、意象以及头脑想出的各种形式的心理表征——都与某种感受相伴随，与某种行动相关联。那些想法让我们去做些事情，去采取行动（内在行动或外在行动）。对于我们的思考，我们要么用更多的思考来回应，要么用外在行动来回应。

有趣的是，虽然我们对自己的想法几乎没有控制能力（比如，不要想你的大脚趾），我们却在这些想法上投入了大量时间和精力，就好像这些想法凌驾于我们之上，好像它们定义了我们。当然，考虑到几百年来，特别是在西方世界，我们一直受到理性主义的影响，这是可以理解的。但是，我们真的是被头脑中产生的无数意象、记忆、假设、担忧、理论和故事所定义的吗？

你所相信的东西会变成现实，这是准确的吗？

你的头脑想象出来的东西将会成为你的生活，这是正确的吗？

头脑是令人困惑的，同时也是神奇的，是能够创造想法和讲故事的机器，你如何与这样的头脑和平共处？

你如何在纷乱的想法中，找到生命的宁静？

只要一睁开眼睛，头脑就开始不停地运转，你如何能够去做你关注的事情呢？

关键是要选择，哪些想法是你想要回应的，哪些想法是你需要放下、不被其纠缠的。

暂停一下，继续游戏！

当你的头脑变得吵闹专横，表现得像个独裁者，并要求你做各种行为，来应付对犯错和失败的恐惧时，不要与头脑争论，不要评判自己，也不要因为你的头脑这样行动就批评它。

- 让你的头脑自己去思考吧，你可以在一旁观察它。
- 接受你的头脑在喋喋不休的事实。
- 别太在意那些噪声，把它们当作仅仅出现在头脑里的东西，而不是现实。
- 深呼吸，数到三，然后把注意力转移到你面前的东西上。

别太执着于规则性想法

周六早晨，乔治正在给自己筹备明晚的生日宴。他拿起手机邀请他最好的朋友第二天过来。他的爱人菲儿一直要求他挂断电话，这样他们两个人就可以聊一聊。但是乔治想先和朋友谈话，然后再和菲儿聊天。菲儿坚持要先聊天，所以乔治只能快速地给朋友群发了一条信息，告知生日聚会的邀请，菲儿的坚持让他有些懊恼。菲儿等待乔治把这些事情都做完，然后说："我要送给你一个生日惊喜，我已经预订了明天去夏威夷的机票，这样你就可以彻底放松，在海中畅游，品尝海鲜。我想夏威夷应该是个庆祝生日的绝佳地点。这是我们第一次一起庆祝你的生日，我希望留下特别的回忆。"

乔治拥抱了一下菲儿，温柔地笑了笑，尽管已经努力掩饰，皱起的眉头还是暴露了他的情绪。菲儿很不解，乔治吸了一口气，然后说："我过生日一直是和朋友们一起吃生日晚餐。你不应该事先没有跟我商量，就预订了其他东西，还付了钱。生日晚餐是我的惯例。在生日这样特殊的日子，和朋友们在一起对我来说非常重要，他们都是我相伴一生的朋友。"

你看，我们的头脑会产生很多规则性想法，这并不是什么罪过（参见第10节以及第19节），但是被它们牵着鼻子走会让我们陷入麻烦，让我们远远偏离对我们来说重要的东西。当然，如果我们对某事十分重视，感到自己全身心地投入，或者坚定地在追求什么，就像乔治一样，头脑将会把这些规则性想法置于最高位置。无论在什么场合，无论你身在何方，无论你和谁在一起，你的头脑都会确保你牢记那些根深蒂固的规则性想法。

如果你更习惯于做出高成就行为，你可能对下列规则性想法或多或少有些熟悉：

- 我应该一直知晓自己在说些什么。
- 我需要确保我没有伤害到别人的感受。
- 对我来说，始终保持公正是很重要的。
- 总是做出正确的回应是我的责任。
- 如果一件事做得不对，就不值得做。
- 决不允许犯错，我是唯一能够正确做这件事的人。
- 如果我不够努力，意味着我太懒惰，没有全力以赴。
- 糟糕的结果是不可接受的。
- 我收集到的信息越多越好。
- 如果我没有坚持自己的目标或者标准，我的性格、个性和价值都会受到影响。

这些规则性想法可能还有无数其他不同的形式。

我们的头脑极其擅长紧紧抓住某些想法（特别是规则），因为有时候这些规则性想法能帮助我们实现目标和愿望。当你遵循这些规则的时候，你可能会感到踌躇满志，甚至振奋鼓舞，这完全没有问题。问题是，从长期看，追求这些感受会带来什么结果？

说回乔治，他并不是有意要不领菲儿的情，或是不尊重菲儿的安排。乔治只是碰巧非常非常重视"和朋友们一起创造每年的生日回忆"，这是他的价值取向，即"和他人建立真正关系"的一部分。因为这个价值取向对他至关重要，所以他和亲密好友开创了生日晚餐的惯例，尽可能多地和朋友们一起创造美好回忆，为了友谊出现在各种场合。如果你询问乔治的朋友们，乔治是哪种类型的朋友，他们可能会说"一个忠诚的朋友"。

你的大脑是习惯的产物，它抗拒改变，这并不是你的错。特别是你会从规则性想法引起的一些行为中受益，就像乔治的情况一样。但是重要的是要记住，我们的生活会发展、改变——看看你的生活和你经历的所有变化吧！为了过上更好的、你想要的生活，你需要另外一项小技巧：别太执着于这些规则性想法。

暂停一下，继续游戏！

你可能会感到困在所有这些规则性想法（应该、必须、总是、非此即彼、强烈的偏好）中，但是，要想把高成就背后的困难转化为机会，构建对你来说有价值的生活，你需要：

- 盘点你能想到的所有规则性想法。
- 把这些规则性想法写下来。
- 给这些想法命名（例如，发号施令的大师、不可能的规则、极端想法）。
- 在一天当中，当这些想法出现的时候，捕捉到它们。
- 当这些规则性想法出现时，思考一下对你来说真正重要的东西。

28 是真是假要分清

一个星期天的下午，我在温暖明亮的阳光下，心旷神怡地徒步之后，我品味了美味的烤蔬菜和腌制蘑菇，又和邻居愉快地聊天。现在我换了衣服，去参加和导师的定期聚会。

我骑着自行车去了位于大学城嘈杂街道上的那个餐馆。我把自行车锁在一根柱子上，这时候有两个小家伙盯着我看，然后我们对视都傻乎乎地一笑。我走进了餐厅，餐厅有高高的天花板、质朴的旧木梁、巨大的悬垂植物，空气中还飘着家常菜的香味。

一位面带微笑的女服务员带领我走到预定的桌子前。我点了一杯啤酒，等待导师的到来。一杯明亮的金色的啤酒被端了上来，随之而来的是浓郁质朴的啤酒味。

我拿起啤酒杯，举到嘴边，小啜一口，享受着啤酒的清淡、细腻、柔滑。

当你读到我对这段记忆的描述时，发生了什么？也许你的头脑想象出了这个场景，你仿佛看到了那家餐厅、那杯啤酒、高高的天花板和微笑的女服务员。也许你闻到了、看到了，甚至尝到了啤酒的味道。

现在，我想分享另外一些记忆：我走进一个公园，一坨鸟屎落在

告别过度投入：完美主义者的 ACT 自救指南

了我的额头上；有一部恐怖电影太过暴力，我不敢观看；某一次我做西班牙冷汤出现了失误；在那些失眠的夜晚，我一晚醒来三四次，难以入睡。你的头脑很可能会想象这些场景的元素，仿佛你身临其境，仿佛这些就是你的记忆。这就是符号的非凡力量。

我们出生后，在很短的一段时间内，我们通过视觉、触觉、嗅觉、味觉和听觉来了解这个世界。但是当我们进入符号（任何指代其他事物的东西，比如字母、单词、句子、意象、联想以及可以在万事万物之间建立起来的联系）的世界，我们也就进入了心理世界，在这个世界中我们的头脑想出来的每一个符号都有力量创造一种体验。

我们的头脑不断地构建、扩充、连接并且修改我们的符号世界。你此刻能够想象你的头脑中的所有信息和符号吗?

符号具有创造体验的力量这一观点，听起来可能有点令人困惑。当你读到我小啜一口啤酒的描述时，你可能已经有了身临其境的体验，即使你当时并不在场——文字是有力量的。这里还有另一个例子：你可以阅读、谈论和分享对一部电影、撒哈拉沙漠或你最喜欢的菜肴的看法，但是每一种体验都与你自己观看电影、真正身处撒哈拉沙漠或亲口品尝最喜欢的菜肴完全不同。因此，简而言之，符号（单词、字母、意象和联想）与体验截然不同，然而当我们拥有这些符号的时候，我们会将符号和直接体验混淆。

再举一个例子，当你有这样的想法："如果我没有把事情做得尽善尽美，就意味着我在纵容自己变得懒惰；如果我没有关注重要的细节——那些有关事实真相的东西，我就会彻底失败；我的成绩和成就说明了我的价值。"这和让自己休息一会儿、导致失败或者成为一个有价值的人是不一样的。

有时候，你的身体感觉可能和头脑中的文字和意象相连接（就像你在阅读我的记忆一样），但是产生于心理表征（符号）的身体感觉和拥有直接体验是不同的。现在，你能想到我们可能将符号和体验相混淆的时刻吗？

99%的时候，我们把头脑太当回事了。我们把符号和体验混为一谈了。我们把各种各样的图片、单词、字母或者句子，以及相关的感觉，都等同于直接体验了。虽然这是自然而然、意料之中的事情，但是从长远来看，不一定会有帮助。

在ACT中，我们强烈建议你记住符号和直接体验之间的极其重要的区别。当你混淆符号和经验时，我们把这个过程称为"融合"；当你与这些符号保持距离时，我们称这个过程为"认知解离"。本书中，我们所说的融合，还指的是陷入想法的圈套，相信这些想法，或者困在想法中；而那些把自己和这些想法分离开来的技巧叫作"认知解离"或者"脱钩解套"技术。

当你与文字或图像融合时，你：

- 把你所有的想法都当作了现实。
- 把你所有的想法都当成了真理。
- 把你所有的想法都看成至关重要的。
- 把你所有的想法都当作要以某种方式行事的命令。

如果我把"我不是当作家的料"的想法当作事实，相信我，你就不能阅读本书了。你已经在不同的章节中学习到了（而且随着对本书的阅读也会学到更多）不同的解离技巧，帮助你从所有这些推动你做出无效行动的头脑噪声中脱钩解套、挣脱束缚。

暂停一下，继续游戏！

由于你的头脑持续在你的脑海中创造出无数的文字和图片，同时由于你对于这些文字和图片有身体感觉，所以要记住，并非所有出现的内容都是真实、重要、有益的。

当你的头脑中蹦出一个大声的想法（例如，我需要再检查一遍；还没准备好；我需要更加努力）时，询问自己如下问题：

- 我以前听过这种想法吗？
- 这是一个旧有想法吗？
- 如果我把这个想法当作事实，能够帮助我来做一些对我至关重要的事情吗？

也许只有在百分之一的时间里，你可以把你头脑的话当真。

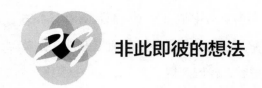

29　非此即彼的想法

如果我不能按期完成任务，那么我就和其他人一样不负责任。

如果我今天不跑步，就会变胖。

如果我告诉别人我和他们的观点不一致，我就会显得粗鲁无礼和忘恩负义，因为他们总是花时间和我在一起。

没有把书籍整理好，就意味着我很懒惰。

如果我没有努力写论文，就不会得到想要的结果，这最终会使我成为一个失败者。

如果在这个项目上，我没有全力以赴，我就是个失败者。

如果我在这个表演中表现不佳，我的职业生涯会就此结束，我就像是个一无是处的呆子。

一个周一的夜晚，结束了一天的咨询后，我小啜着一杯甘菊茶，回忆着这么多年来和数百位来访者的咨询对话。我回忆起有很多次，我会暂停下来，稍微移动一下身体，然后询问："你注意到你的头脑刚刚做了什么吗？你有没有注意到，头脑是如何迅速得出结论，认为一件事情意味着你性格中的某些特点？"

我有时候将这些想法称为"非此即彼的想法"，还有的心理学家称之为"非黑即白的想法""全有或全无的想法"或者"两极化思维"。非此即彼的想法是你的保护性头脑想出来的一种内容，它们试图激励你，保护你不要出丑，防止你表现不佳。爱之深，责之切！

当我们有非此即彼的想法时，我们的头脑坚信没有灰色地带，总是爱走极端。就像是我们要么很棒要么极糟，要么仁慈要么忘本，要么有趣要么无聊。这些想法的危险之处在于，它会影响你如何看待自己、如何感受自己，以及如何对待自己。

在应对高成就行为或完美主义行为时，事情会变得更加困难，因为仅仅一个错误、一次不够理想的行为，或者一个偏离事情应有的发展路径的小小差异，都可能在某种程度上意味着你是不能胜任的、名不副实的、无为平庸的、痴愚无能的、一事无成的，总之，是"不够好"的。

艾莉森是个单亲妈妈，她有两个孩子，她下决心要坚强，要随时可以照顾孩子们，因为只有她能够保护他们、关爱他们、照顾他们。她有份全职工作，同时还要准备饭菜、接送孩子、预约医生、清洗衣物、半夜也要回电话，还要保证孩子们参加了课外活动。在做这些事情的时候，艾莉森常常感到疲惫不堪，也非常紧张，生怕自己把事情搞砸了。如果她发现自己在说"我太累了，我不知道自己还能不能坚持下去"，就会立刻觉得自己很脆弱。

当头脑抓住了非此即彼的想法时，通常不会放手。你可能试图和这些想法争辩，但是正如你现在知道的，和头脑争辩，虽然有时有效，但充其量只是暂时的解决方法。你的想法迟早还是会以最极端的形式卷土重来。

要想捕捉到非此即彼的想法，你需要全然处于当下，这样在这些想法迅速冒出来的时候，你就不会迷失其中。

暂停一下，继续游戏！

尝试以下做法：

- 找个时间坐下来，拿出一张纸，盘点你的头脑中经常会出现的那些非此即彼的想法。
- 当拥有这些非此即彼的想法时，你如何看待自己？
- 当这些想法冒出来的时候，要让自己从这些想法中解脱出来，可以根据这些想法创作一首歌曲。你可以创作出自己的旋律，或者用你最喜欢的曲调把这些想法唱出来。

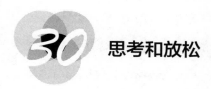

思考和放松

　　头脑负责思考，而我们负责放松。

　　我们的头脑马不停蹄地一直在思考：想来想去，再次想来想去。头脑永无休止地给我们提供各种内容：梦境、可以分享的笑话、过去旅行的回忆、待办事项、猜测等等，数不胜数。每个人的头脑都是独一无二的，但共同点是同样忙碌。不过随着不断阅读本书、练习书中的技巧，你就会更好地应对头脑中的想法，并且学会放松。

　　到目前为止，我们已经学习了应对不同类型想法的各种小技巧。我们正在学习的，以及将要学到的所有技巧，都是关于放松地对待你的头脑，并且从规则性想法的圈套中解脱。本节中，我们将会深入详尽地研究其他解离技巧，这样你就能够有更多的选择来应对这些棘手的想法。

　　在继续讨论之前，为了充分运用这些解离技巧，这里要做一些重要的澄清：

- 这些解离技巧的目的，并不是要减少或者消除那些出现在头脑中的令人烦恼的想法、故事或者图片。
- 你不需要针对所有令人烦恼的、不舒适的和令人讨厌的想法都练习解离技巧，只需要针对那些迫使你做出与你的价值取向不一致的行为、让你避开你想成为的人的想法即可。

- 没有哪一种解离技巧是万无一失的，所以与其等待痛苦减轻，不如致力于观察，当你练习一种技巧的时候，发生了什么。

- 如果你注意到，伴随着一些苛责想法的痛苦发生了转变，那很棒——这是额外的奖励——但是这并不是练习的目的。

- 解离技巧与证明或否定想法无关，解离技巧的目的是学习观察、拥有这些想法，并如其所是地看待这些想法：它们只是一些字母、单词、句子以及意象，让你的头脑忙忙碌碌。

- 练习解离技巧，就是要越来越善于拥有各种不同类型的内在个人体验，特别是那些困难的体验，以及迫使你用与你的个人价值取向不一致的方式来行事的经验。

现在，让我绕个弯，先简要地分享一下世界上最佳网球运动员之一安德烈·阿加西的自传中的一些内容。我向你保证，这个支线故事与本节内容息息相关。

在他的自传书籍《网：阿加西自传》（*Open*）（2010）中，阿加西毫无保留地分享了自己有多么讨厌网球、有多么经常感到孤独、如何感到迷惘、不知道什么对他来说是重要的、随着职业生涯取得进展自己越来越感到和比赛脱节，以及尽管他享有国际认可并赢得了很多比赛，但是常常感到迷惘、没有成就感，感觉自己就像个失败者。对阿加西来说，当他意识到，他可以选择怎样和网球相处，选择网球对他的意义以及他想要怎样理解网球时，一切（他现在的生活和他想要的生活之间的矛盾）都发生了改变。（如果你还没有阅读过阿加西的自传，我举双手强烈推荐这本书。）

回到本节以及对解离技巧的叙述，当你深入学习技巧的时候，请记住安德烈·阿加西经历的这些纠结。

• 给这些想法命名并观察它们

当你的头脑开始产生那些自我批评和苛刻的想法，把你推进恐惧和焦虑的兔子洞时，你可以给这些想法命名，并且把它们想象成静态或动态的卡通形象、人物或物体。

所以，如果安德列·阿加西注意到了自己的内在叙事，比如"我是个失败者"，他就可以把这些想法命名为"困境中的故事"，然后把它想象成一本书封面的印刷标题、一封电子邮件的主题、上网时看到的网页上的文本、打印在麦片包装盒上的字母、电影公司的名字等等。

阿加西还可以将这些想法想象成卡通人物、高速公路上出租汽车的标志、跑到球场上的棒球运动员的球衣上印着的字母、上升时爆裂的气泡里弹出的文字、鬼屋里飘动的小鬼魂……

• 给这些想法命名并说出它们

你也可以给一些令你烦恼的想法命名，并把它们说出来。你可以快速、缓慢、大声、小声地说，你可以把他们打乱，或唱出来、用滑稽的声音说出来，你也可以用虚构人物的声音说出来，比如用米老鼠、麦当劳叔叔或者荷马·辛普森的声音说出来。

回到阿加西的例子，阿加西可以把"自己是个失败者"的想法带到头脑中，给这些想法命名为"失败的故事"，在30秒内快速地说出来。他可以捏着鼻子用幽默的声音不断重复这些想法，用生日歌的曲调把这些想法唱出来，倒着说出来（者败失个是己自），打乱词组说出来（自己失败者是个、是个失败者自己），或者单字打乱说出来（是己自者败失个、失个是者败己自、败失个是己自者）等等。

- **将之具象化，赋予物理属性**

你也可以给这些令你烦恼的想法赋予一些物理特征，比如想象它们有形状、颜色、大小、内部结构、重量、速度、温度或外部结构。

为了做到这一点，阿加西可以闭上眼睛，把那些自我厌恶的想法具象化成一个没有具体形状的东西，深蓝色，像冰块一样沉重而冰冷，外面有粗糙的纹理，里面柔软平滑。他可以在这种想象中停留几分钟，这样他就可以为所有出现的感受腾出空间，而不是逃离这些感受。

安德烈·阿加西有这些苛责自己的想法的时候，这些技巧都不能帮助他消除情绪上的痛苦。但是这些技巧可以帮助他放下要和想法斗争、抵抗或者较劲的感受，不让这些想法影响自己的行为，以免远离自己的价值取向。

暂停一下，继续游戏！

　　尽管这些解离技巧听起来可能有些滑稽，但是我强烈建议你：

- 尝试这些技巧。
- 选择那些和你最合拍的技巧。

- 记住你为什么以及如何将这些技巧付诸实践。
- 带着好奇的目光来观察自己的进步。
- 不要和自己的感受抗争，尽你最大的努力去为这些感受腾出空间，让它们可以来去自由。

展开有效性游戏，意味着"跨过"头脑产生的所有噪声，这样就可以感受高成就行为不可思议的美好和力量。

"迷你我"的故事

　　医生：你的身高是5英尺2英寸*吗?（看看我，又看看我的病历，一脸困惑。）

　　我：是的。

　　医生：我想你的意思是5英尺0.2英寸（用温柔而坚定的眼神看着我）。

　　我：真的吗?（做出了一个惊讶的表情）

　　医生：是，你不可能有5英尺2英寸。你的身高是5英尺……只有5英尺（语气平淡）。

　　我：那2英寸呢?（感到有些担心）

　　医生：是0.2英寸，不是2英寸。

　　我：我已经正式加入"矮子"的队伍。

　　医生：你加入矮子的队伍有一段时间了，不是从现在开始的。

　　我：无话可说。

　　我离开了医生办公室，得到了官方的描述，说我很矮。这不是什么新闻，我其实是知道的。但是当医生看着我，在他为所读和所看信

---

*1英尺 = 12英寸 = 0.3048米；1英寸 = 2.54厘米。——译者注。

告别过度投入：完美主义者的ACT自救指南

息之间的差异感到困惑的那一刻，我还是有一种特殊的感受。我从医院的走廊走向我的车，轻声笑了起来，意识到我的大脑中萦绕着其他的一些描述：移民……心理学家……女人……工薪阶层人士……拉丁裔……说话有口音的人……强壮……干劲十足……有爱心……严格……孤独……自私……不够好。

我们永不停歇的头脑，不仅想把事情做得准确、高效、尽可能快，同时也会进入叙事模式。

想想看：当你是个孩子或是青少年的时候，你的头脑里有没有想到过什么好笑的故事？二十出头的时候呢？三十五六岁的时候呢？

当我还是个孩子的时候，我以为电视和收音机里面住着一些小小的人儿，所以我曾经站在这些设备旁边说："来吧，小小的人儿，出来吧，让我看看你们。咱们一起玩儿吧，我可以把你们放在我的口袋里，带你们去我的卧室逛一逛。"

这些故事各不相同，有些好笑、活泼、傻乎乎的，还有些让人痛苦、悲伤、不安，还有介于它们之间的各种类型的故事。事实是，每一个头脑，每一天都会想出各种关于我们身上发生的事情、周围人身上发生的事情以及周围世界发生之事的叙事、故事、传说或者描述。当然，我们的头脑也会想出关于我们是什么样的人的故事。心理学家用图式、核心信念、自我概念、自我叙述、自尊等等很多术语，来指代我们头脑中这些特定的内容。这些术语指出了这样的事实：我们都深入地思考自己。

在ACT中，我们将头脑中的这些特殊类型的内容称为故事（一连串的单词和句子），我们的动态头脑将这些故事组合在一起，来理解我们的内部和外部世界。在我们头脑的核心，有一种绝对命令要求我们理解内部和外部世界。

有关你是什么样的人的故事中，有些是真实的（例如，我是女人，我是移民，我是心理学家）。第11节中，我们简要地谈到了对于自己是个失败者、不够好、不可爱或者很糟糕的恐惧。你的头脑想出来的有关你是谁的其他故事，是反复出现的故事，还是新故事？

你愿意把这些故事写下来吗？

很可能当你写下这些故事，甚至只是想到这些故事的时候，你会感到有些犹豫。其中有些故事对你来说感觉如此真实，这些故事可能带着诸多感受，比如羞耻、尴尬、内疚、悲伤……这些故事甚至会让你想掩饰自己，以免故事成真。你可能会想要通过一些方法，比如列出你所拥有的所有积极品质、你收到的积极反馈以及朋友们对你的积极评论，来回应这些故事，以证明你并不是故事中描述的那样。

所有这些策略和你在第22节中已经阅读的其他思维策略一样，都非常有效，因为它们都能够帮助你应对这些故事带来的痛苦。但是这些策略也赋予了这些故事更多的力量，因为你仍然将这些故事当作绝对真实的。

即使这些描述是合理的，所有这些以故事形式呈现的话语也不能证明你是差劲的、落魄的或是有缺陷的。而且，澄清一下，我并不是说你应该迅速地忽视或是忍受这些故事，我并不是说这些故事引发的痛苦都是不真实的、应该被忽视的。我想说的是，所有这些词汇中，

"不够好"是你的头脑最喜欢想出来的故事之一，而且努力做出回应，证明这个故事是错误的，或者想摆脱这些故事，通常都会让你的生活变得更加艰难。

你可以继续试图用积极思维来反驳这些故事——成百上千的人都试图这么做——但他们都失败了，因为这些故事还是会不断地重回脑海。你也可以尝试告诉头脑不要再对你有不好的想法，不要再想出这样的故事了，但这样做恰恰是另一种上钩入套、试图摆脱这些叙事的方式。

你越是辩论和对抗那些关于你"不够好"的故事，它们就会变得越强大。即使你可能会从中感到一丝宽慰，所有这些故事还是会卷土重来，而且比之前还要更加吵闹，一次又一次地大声呼喊要吸引你的关注。你不太可能在和动态头脑的争辩中获胜，因为你的头脑总是坚持己见，一直处于讲故事模式。

现实是，随着你继续阅读本书（我希望你可以坚持读下去），继续生活，你就会感受到躲避这些故事和回应这些故事之间的反复纠结。但是，幸运的是，还有另外一种更有效、更持久、更有益的方法来应对这些故事。

暂停一下，继续游戏！

做有效的事，按照自己的方式做事，挖掘高成就行为带来的益处，意味着你要学会如其所是地体验这些故事：个人叙事。如同感受一样，如果我们让自己只是体验，而不采取行动，它们就会像海浪一样起起落落。所以，每次当你的头脑告诉你"你毫无成就，你不是一个卓越的人，你很懒惰、迟钝、愚蠢"的时候，你可以采取如下的做法：

- 深长、缓慢、轻柔地呼吸。
- 对这些故事保持好奇：它们是什么样子的？

这些故事是以图片还是文字描述的形式出现的？这些故事有什么样的声音？这个声音听起来怎么样？声音的节奏是什么样的？

- 给这些故事命名，从而帮你从这些故事中抽身。

你可以用任何名字命名，只要这个名字能够帮助你在遇到这些故事时认出它们。我选择用"'迷你我'的故事"来命名。

- 带着这些故事一起散步。

虽然听起来有些滑稽，你可以在给你的故事命名后，想象一下它看起来的样子，然后带着它去散散步。

与糟糕的感受共处

盘点一下：从早上醒来到晚上入睡，你体验了多少种情绪？猜猜看？估计有成百上千种情绪，对吧？

你活着的每一刻，都生活在来来去去、持续存在的情绪之流中。这种情绪之流并不是固定不变的，情绪之流中的情绪在你如何感受它们、它们的持续时间，以及你在身体的哪个部分感受到它们等方面一直发生着变化。在情绪连续谱中，有些情绪位于转瞬即逝的一端，还有些情绪位于持久存在的一端。有些情绪是让人愉悦、舒适、感到有趣的，而有些情绪可能是烦人、令人不安、难以应付的。你的一些感受，可能在局部的、明确的和移动的、分散的之间摇摆不定。在一天结束的时候，这种摇摆反复的情绪体验是经常发生的，你需要修通这些情绪，学会应对这些情绪，这样情绪就不会最终定义你说什么、想什么、做什么。

在本节中，你将再次深入探究情绪，尤其是那些伴随着"不够好"的故事（第31节中着重讨论的）而来的情绪。

请想一想：如果回顾头脑对你大声呼喊的那些"不够好"的故事，在你的身体里，这些故事带给你什么感受？你身体的哪些部分有这些感受？你想到这些故事的时候，你想做些什么？识别出这些可怕的感受是很重要的，因为感受会导致各种各样的行动，有些行动有效，有些无效。

这种特殊的感受，会让人感到极其崩溃，它永无休止而且是毁灭性的。在我撰写的《逃离情绪过山车：情绪敏感者的ACT》（*Escaping the Emotional Roller Coaster: ACT for the Emotionally Sensitive*）（Zurita Ona，2018）一书中，我用如下方式描述这些情绪：

- 像黄油一样极易抹开：你在生活的不同领域体验这些故事和每个故事带来的感受。
- 像古董一样具有历史性：你在生活的不同时期都体验过这些情绪，而不仅仅是在现在。
- 像摔跤手一样顽强反抗：它们是为生存而战的。
- 像刺一样让人痛苦：这些情绪带来了难以承受的巨大痛苦。
- 像骗子一样狡诈：这些情绪用关于你是谁的故事来欺骗你，好像这些情绪真的定义了你。

一旦你学会捕捉这些故事和感受，并与之共处，你就可以选择如何回应这些情绪，但是如果你太着急想把这些情绪推开，你就会迷失在不愉快的处境和不加约束的完美主义行为之中。郑重声明，我并不是在以一种受虐的方式来谈论这些痛苦感受，我想说的是，学会为这些故事和感受腾出空间，这样你才能感受到人类的各种各样的情感。

暂停一下，继续游戏！

识别情绪的技巧被称为情绪粒度（emotional granularity），这种技巧与生活的各种领域中更有效、更少引发问题的行为相关。你可能会意识到自己的一些情绪，但在很多情况下，我们的感受在意识表层之下活动，控制着我们的行为。当你学会识别出伴随这些个人故事的糟糕感受，并与之相处，你就发展出了一种和情绪相处的新关系，这种关系会影响你的选择、你的行为以及你想成为的人。

当这些个人故事伴随着糟糕的感受出现的时候，你可以采取以下有效行为：

- 观察这些故事，给它们贴上标签、命名并做记号。

你可以选择观察你的情绪，观察它们在你身体中引起的感受，而不要想这些情绪。

- 根据这些体验的真实状态，向自己描述你的感受、想法和身体感觉：

我有这样一种想法，……

我有这样一种感受，……

我有这样一种感觉，……

这些技巧可能听起来很简单，甚至微不足道，但如果你练习它们，经常践行，并乐于接受新事物，你会注意到这些技巧是如何帮助你从那些故事和随之而来的痛苦中解脱出来的。

你要知道，给你的消极情绪贴上标签需要你接纳它们，你可以通过下一节的办法来接纳这些消极情绪。

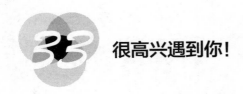 **很高兴遇到你!**

让我们面对现实，要与这些糟糕的感受共处，在这些糟糕的感受中呼吸，都是非常困难的事情。但是正如你在本书不同章节中阅读到的，与其把所有的精力都放在处理、解决或者阻挡这些令人烦恼的感受上，不如为这些感受腾出空间会更有帮助。

这种为遭遇到的令人讨厌的感受腾出空间的技巧，叫作"接纳"。你可能在其他语境下听说过、读到过这个词，因为近年来，它已经成为一个流行词。所以，为了达成共识，让我及时澄清一下，这里的接纳并不仅仅是一个美好、流行或是时髦的词汇。

有些毁灭性的情绪会让你无法成为你想要成为的人，把你拉向你不想去的方向，或者让你陷入数小时的思维反刍。在ACT中，我们认为接纳是你所做出的一个积极的决定，你可以和这些毁灭性的情绪共处、接受这些情绪，并向这些情绪敞开心扉。但是为这些感受腾出空间，并不意味着投降或屈服。实际上恰恰相反：接纳所有类型的痛苦情绪就是在这些感受到来的时候积极地、有意地、有目的地向它们敞开大门，这是一件多么有勇气的事情啊！

在继续本节的内容之前，我们做一个小练习怎么样？

找一张索引卡或便利贴，写下一种让你纠结的感受——任何你想在本练习中关注的感受都可以。接下来，把那张纸放在你的两手之间——确保这张纸在你的两个手掌之间，然后尽可能用力让两个手掌压向对方，持续几分钟。注意你的手臂和双手的感受，注意你身体的感受。然后停止双手之间的对压，但是仍然把纸放在双手之间，注意在不施加压力的时候，拿着纸是什么样的感受。

你注意到双手对压，和不用挤压地拿着纸张的区别了吗？

挤压纸张，就像是你投入在抑制和试图摆脱令人讨厌的情绪中的所有努力，这些情绪是伴随着"你是谁"的故事、没有把事情做好的恐惧、对失败的恐惧或者担心让别人失望的焦虑而来的。我们想一下，当你竭尽全力想要尽快赶走这些情绪的时候，会发生什么？当你忙于应对这些感受的时候，投入去做对你真正重要的事情有多困难？你能全然专注于眼前的事情吗？

既然我们的身体里没有一个开关，可以让这些情绪消失，你愿意尝试一些不同的东西吗？我不能保证当你十分关注某事的时候，这些令人烦恼的感受就不会再出现了，但是我能够告诉你：学会对这些感受敞开心扉，即便不借助任何外部支撑，也能让你靠近目标，过上有意义的生活。

读到这里，先不要对我的话感到烦躁，请记住我不是要求你去喜欢或是享受任何不舒服的情绪，我也不是试图减少随之而来的痛苦挣扎。我知道要度过急骤而混乱的情绪风暴并非易事。这些情绪让人痛苦；然而，这些情绪并不一定要控制你。把接纳作为一种生活技能来练习，并且不断重复练习，这将会帮助你更好地做出持久的、基于价值取向的选择，并且帮助你减少陷入困境的感觉，做出更多的有效行动！

你可以说"我讨厌这种情绪！它为什么出现在我身上？"但是这并不是接纳，这是对情绪做出评判，给思维反刍提供机会。表达接纳的说法是"这是羞耻的情绪"，而且如果想更为深入地练习接纳，你可以说："羞耻，很高兴遇到你。"

暂停一下，继续游戏！

为了进一步展开有效性游戏，你需要记住，当你有不舒服的感受时，没有什么是需要解决或修整的。

当注意到与高成就行为相关的糟糕感受或是烦恼情绪时：

- 把这些感受或情绪想象成一个物体。描述这个物体的形状、颜色、大小、温度、运动轨迹甚至重量。不带评判地描述！
- 你可以使用接纳提示语，这是一种甜蜜、柔和的方式，为你所有的感受腾出空间，而不与它们抗争。

当使用接纳提示语时，你可以告诉自己如下的事情：我想尽我所能看着这种感受来来去去，而不是把这些感受推开；我想尽我所能允许这种感觉产生又消失；我想要经历这种感受，而不成为它的傀儡。

增加积极故事，减少消极故事

有积极进取的倾向，会更容易让你因为自己是谁的故事而上钩入套，在没有完全觉察的情况下，强烈地依附于这些故事并践行这些故事。在第11节中，你识别出了这些故事，在第31节中，我们一致认为和这些故事抗争只会让事情变得更糟，学会带着这些故事去散步将会帮助你与它们共处，而不是被它们指挥行事。

这些个人故事之所以如此抗拒改变，是因为它们有自己的历史，历经了转变而且很多次都驱使你采取了一些行动。所以，让我们再次探讨这些故事，但是这一次，让我们注意头脑对这些故事所做的心理计算，就好像我们的故事是需要解开的数学方程式。

通常情况下，我们的头脑产生的故事，是积极故事和消极故事的结合。

积极故事：我很明智；我比别人强；我很聪明；我很注重细节；我精益求精；我幽默可爱；我很独立；我富有成效；我很忠诚；我很可靠。

消极故事：我不配；我很自私；我是残次品；我虚假做作；我名不副实。

还有一些我们对自己讲的故事，会让人很痛苦，但是我们一次又一次地和这些故事相关联：我是个酒鬼；我是个工作狂；我需要被关注；我很自私。

想出你的头脑经常说的三个关于你是谁的故事：

我是……

我是……

我是……

这些不断出现、挥之不去的故事可能会迫使你感到自己毫无价值、羞愧难当、不配得到任何东西。你可能会有强烈的冲动，想把每件事都做得正确、完美，这样这些故事就不会被证实。

我们都有一个关于我们是谁的故事，或者有很多这样的故事。我们的故事是复杂且多维度的，包含了很多关于自己的决定，这些决定基于我们的经历、知识、希望、梦想、愿望以及苦难。随着我们的头脑持续不断地生成内容，故事的列表也在持续增长。

鲁斯努力想要准时出现在女儿的彩排现场，所以他的头脑里很快就跳出了这样的故事：我不是一个体贴的父亲，我太虚伪了，我曾经信誓旦旦地说要出现在孩子们需要的场合，但是现在我却让女儿失望了。

我们就是那些故事吗？

我们被那些故事所定义吗？

那些关于我们自己的故事是真实的吗？

要解决那些故事的问题，最普遍的方法就是增加积极的故事，减少消极的故事。实际上，上千本关于自尊的书籍都是在这个框架内撰写的，为的是尽可能地提高自尊。但是，这种方式尚未显示出任何益处。其实，强迫对自己进行积极的描述，常常和无效的利己主义行为、与他人的低合作程度，以及回避可能威胁到自我概念的活动的倾向相关（Baumeister, Campbell, Krueger, & Vohs, 2003; Mueller & Dweck, 1998）。这个发现相当令人震惊，对吧？[1]

事实上，你无法阻止你的头脑产生消极故事、消除随之而来的痛苦感受，或者为了摆脱不好的感受而控制我们经历的所有体验。我们确实有太多次感到自己不完美。这里还有另外一个重要的事实：没有任何关于自尊的书籍、项目、训练营或是治疗项目能够永远消除你的故事。

通过列出你的优点、期待美好的感受来到你的身边，或者等待遇到合适的环境，这些都很难创造出关于自己的积极故事。把自尊和积极故事或者积极感觉画等号，并不能提高所谓的自尊。

你只能在你的行动、所做的选择、自我接纳和直面头脑内挣扎的意愿中，找到关于你真正是谁的故事。

暂停一下，继续游戏!

你不能阻止头脑产生关于你是谁的故事，只要你活着，头脑就会一直这样做。

---

[1] 现在你知道我为什么对行为科学如此热衷了吧。行为科学超越了大众知识，它解构、质疑再重建大众知识。头脑中的故事构成的错误假设可能会对我们造成伤害，如果没有行为科学，我们将会生活在这些错误假设的控制之下。

面对这些个人故事，你可以运用以下技巧：

- 想象一下，你的头脑是一位说客，要求你接受那些令人烦恼的关于"自己不够好"的故事，要求你想象各种各样的负面的事情。这个说客给你打电话、给你发短信、来到你家门口，做所有这些事情来激怒你。这个说客知道该对你怎么说、怎样吸引你的关注，也知道如何推动你去做事。

  但是这一次，由你来决定如何对头脑中的这个说客做出回应。你可以反击、争辩、试着讲道理，可以赞同这位说客的观点，或者完全忽略他。你也可以问问自己：当我的头脑处于说客模式，把我拉向不同的方向时，我在这样的时刻，能采取的最有效的行动是什么？

不要掉进兔子洞！

一位三十五六岁的成年男子缓慢地走向麦克风。他坚忍冷静地站立着，慢慢张开嘴巴。他面部的表情就像是在说话，但是一句话也没有说出来，只有喉咙里发出零星喉音——之后就是漫长又令人尴尬的静默。

你看过电影《国王的演讲》（*The King's Speech*）吗？如果没有，我超级推荐你看看——当然，前提是你喜欢看电影，就像我一样。

在这部电影中，杰弗里·拉什（Geoffrey Rush）和科林·费尔斯（Colin Firth）分别饰演心理学家和未来的英国国王乔治六世（George VI），后者因为生来口吃而对公开演讲怀有恐惧，一直为此苦苦挣扎。

乔治六世害怕在别人面前讲话。当他感到焦虑、必须发表演讲、必须对着麦克风讲话或在一大群人面前接受采访时，他最容易口吃。

现在让我们花些时间先来看看理查德的例子。理查德是一名犹太人，他已经准备好开始一段认真的恋爱关系，他真的很想组建家庭，找个伴侣，一起慢慢变老。所以，他毫不犹豫地报名参加了一个约会服务中心的活动。他精心撰写了个人资料，选取了不同的照片来展示他的生活细节，然后他就开始与潜在的伴侣互发短信和进行电话交谈。在和朋友们小聚聊天时，理查德分享说，他过去交往的对象中，有些吸烟，有些太胖，有些是素食主义者，有些太矮，有些太高，有些太喜欢聚会，有些太迷信，有些不够聪明，有些经济不稳定，还有些太书呆子气了。

理查德回到公寓，坐下来，打开笔记本电脑，开始询问自己："如果我一直找不到我的真命天女怎么办？如果我和前任的分手是个错误呢？我老去的时候，会不会孤零零一个人，而且还是秃顶？我会拥有自己的家庭吗？如果我在公寓里摔倒，得了脑震荡，身边却没个人帮忙怎么办？"那天晚上，理查德试图入睡，但他的头脑里总是萦绕着一些想法，想着自己落魄了，不讨人喜欢了，还是个失败者。他反复思量这些可能性和场景，一个个场景就像走马灯一样。最后他感到自己非常糟糕，十分绝望，尽管他渴望和潜在的伴侣联系，但是那个月他没有安排任何约会。

现实是，当一件事对你来说很重要时，你可能就会担心把这件事搞砸，就像电影中的乔治六世或理查德一样。你所有的恐惧、担心和焦虑都会被放大，并提升到一个程度，你如果稍不注意，就会陷入兔子洞。

理查德把这些担忧视为事实，并像任何一个理性的人（没有阅读过本书者）会做的那样陷入了这些担忧中。理查德担心找不到他的梦中情人，这有错吗？不一定。但他缺少的是两项小技巧：① 区分什么时候进入兔子洞是有益的，什么时候是无益的；② 与担忧背后的价值取向相连接（理查德没有意识到的是，在他所有的担忧背后，是他害怕选择错误的伴侣，他害怕最终和一个不完美的伴侣在一起）。

暂停一下，继续游戏！

忧虑是我们的头脑创造出来的产物，它们并不一定是需要被反复思考的想法。我猜你并不想作为一个专注、尽责、坚定的担忧者而度过一生，对吧？

下次当你发现你的头脑试图把你带入兔子洞时，问问自己以下这些问题：

- 如果我不担心……，会发生什么？
- 如果我不担心……，我的自我感受如何？
- 我的担忧背后有什么价值取向？

记住，担忧想法一开始出现是由你的头脑引起的，但是掉进兔子洞是你选择的。

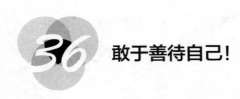

敢于善待自己！

米兰正在网上填写研究生院的申请表，她深呼吸了一下，意识到时光飞逝，而这个过程是多么辛苦繁忙，令人难以承受。她抿了一小口茶水，想起来自己高中时学习多么用功，学习了多少大学水平的额外课程来提高分数，为了有好的精神状态参加第二天的考试婉拒了多少聚会，多少次默默流淌的泪水刺痛她的脸庞，本科时有几千个小时都在图书馆里钻研，所有这一切都是为了能取得好成绩。米兰还想到，虽然自己学习如此努力，却仍然有可能搞砸研究生院的申请，毁掉自己进入著名研究生院的机会，这是多么可怕的事情啊。米兰一边继续填写表格，一边感到头晕目眩。她注意到胸口有一种强烈的感觉，这是一种熟悉的感觉，她注意到自己是多么害怕失败，害怕不能成功，害怕不能实现自己的梦想。她对自己说："我只是一个名不副实的人，我最终会是一个失败者。"然后她又想，自己如果不加倍努力准备申请，简直就是个白痴。她上周末出去吃饭，而没有做更多的研究，因此她觉得自己是个不负责任的人；她没有在几个月前腾出时间撰写论文草稿，因此她觉得自己很懒惰。这时，她感到孤孤单单，仿佛与眼前的世界脱节了。米兰开始哭了起来。米兰没有意料到今天会发生这样的事情，因为她早早就起床，头脑里只有一件事：提交四份申请。

想象一下，如果你遇到这时的米兰，你会对她说什么？

米兰因为自己动态头脑想出的一个故事而上钩入套了。我们的头脑，除了竭尽全力保护我们周全之外，也是一台解决问题的机器，头脑试图一次性弄清楚哪里出了问题、发生了什么、为什么会有失望和挫折。因此，有时候我们最后会形成一种故事，它听起来好像证明了我们有多少缺点！米兰此时的体验恰恰就是这样。她和一种故事融合了，这种故事是关于失败、没有实现梦想的，她感到这些熟悉的感受在她的生活中曾多次出现。

我们的头脑会快速行动，构建出关于当下纠结之事的条理清晰的论调，但是我们的头脑并不总是正确的！当我们受到伤害时，我们的头脑会全力以赴把发生的点滴联系起来，解释我们为什么会受苦，并对发生的事情做出合理的解释。

当你像往常一样度过一天，头脑却想出了一种故事，让你淹没在自我批评的想法、关于未来的故事或者对失败的担忧时，你会怎么做？上个月的某天，当你的头脑列举出你所有的不完美、局限性和缺点时，你做了什么？

你可能会试图通过合理化以及申明自己性格好、有天赋并且取得了很多成功来应对这种痛苦。你可能会急切地想从别人那里获得确认，证明你并不是落魄的，你是配得的。如果你努力质疑自己的头脑，与所有合理化的回应辩驳时，会发生什么？你和头脑的抗争会持续多长时间？在旧有的故事卷土重来之前，你能坚持多久，让自己相信自己是有价值的？

你可能也会试图压抑这些情绪——假装这些情绪并不存在，继续前行。你可能会努力去想一些积极的事情，或者回想一段快乐的记忆，这样就能感觉好一些。你可能会通过购物、吸烟、喝酒或者寻求更为愉悦的体验等方式来分散自己的注意。

如果你确实有以上行为中的任意一种，或者以上行为的变体，多长时间以后，痛苦的感受会再次出现？

应对这些伤痛的一种方法，就是自我关怀。自我关怀不能依靠别人给予我们，它不是一本别人可以赠予我们的书籍，也不是别人可以替我们练习的东西。

我喜欢把自我关怀理解为是对我们自己的一种友好、温柔和关爱的回应——也是一种决定，我们做出这个决定，用对自己的主动关怀来应对那些受伤的时刻。

你的头脑很可能用如下的想法来反驳："当你对自己感觉不好的时候，你如何能够关怀自己呢？如果你不相信自己是配得的，如何才能善待自己呢？"

如果是这样，请记住以下几点：

- 自我感觉良好，相信自己配得，并不是善待自己的先决条件。
- 如果你想要等到自我感觉良好了，再去善待自己，那你可能会等一辈子。
- 如果你想要等到相信自己配得才善待自己，那你可能也会等一辈子。

暂停一下，继续游戏！

随着一天的开始，当各种不同类型的自我批评的故事或是让人难过的时刻出现的时候，你可以实践下列小技巧。

- 询问自己："在这个时刻，我怎样才能关怀自己呢？"
  （参考建议：你可以给自己写一封关怀的信；你可以提醒自己，你已经尽力了；你可以让自己休息一下；你可以对自己表示同情。）
- 通过对自己说"我现在正在苦苦挣扎。这让我受到了伤害。这让我感觉很痛苦"等话语，承认自己受到了伤害。
- 承认你的头脑正在形成一个连贯的故事，并给这个故事命名——不要评判或批评这个想法，不要与之抗争，不要合理化，只是顺其自然。
- 当你目睹了他人痛苦后，你会怎样指导对方？给自己同样的指导。

暂时回到米兰的例子，你会对她说什么？如果你可以给她写张纸条，会写些什么？

我的纸条会是这样的：看到你正在经历这些痛苦的时刻，我很难过；我知道你为了实现梦想而辛苦拼搏了这么多年。我知道你为了取得好成绩付出了很多努力，做了很多额外的事情，总是竭尽全力做好每一件事来为自己的未来铺路。让我难过的是，此时此刻你的头脑告诉你这些话语让你怀疑自己，怀疑你的事业，怀疑你的未来。我能做些什么来帮助你？

从长远来看，敢于善待自己是一个更为有效的行动。

37 应对不完美恐惧症

在我接受培训成为心理学从业者的那几年里，我曾在一所小学提供心理咨询和辅导的服务。

一个星期二的早晨，我接到一位老师的电话，说有一个 8 岁的学生已经哭了一个小时了，他被送到了我的办公室。我在走廊上找到了他，看到他正在一边慢慢地走着一边抽泣——红着眼睛，眼泪顺着脸颊流下来，十分难过。我做了自我介绍之后，陪他一起走到我的办公室，我们俩都坐了下来。他还是一直在哭泣，任何言语都止不住他的眼泪，勉强让他说话也无济于事。在那一刻，耐心地等待他小口喝完一杯水是一个有帮助的举动。最终他抬起头，环视了一下房间，说："我考试不及格……"说话间，眼里又噙满了泪水。

我又温柔地询问了几句，才知道他一周前参加了数学考试，今天早上拿到了成绩，发现自己漏了两道题。和老师交谈后，我了解到这不是他第一次对自己的表现非常失望。当我和他的妈妈交谈时，了解到妈妈和老师的印象一致，他的妈妈补充说，当他的妹妹不遵守游戏规则时，他经常对妹妹生气，他会要求妹妹尊重游戏规则，有时还痛哭不止。

如果事情对你来说很重要，而你犯了错误，你的感受是怎样的？

每个人都会犯错、会做错事、会疏忽——这是人类的本性。但是当你十分重视某事，并且有高成就和完美主义倾向的时候，纠正错误就会变得很难很难。在那些时刻，你的头脑就像掉进了如下想法的圈套：犯了一个错误就意味着我是个失败者。我应该避免这一切的发生。我早该知道的。我出了什么问题？我是个白痴吗？有了这些想法后，你很快又会用批评、羞愧和负面评价来打击你自己。

不完美恐惧症，即对犯错的恐惧，是真实存在的。

当一件事出了问题，所有的事情都好像变得难以接受了，这或许让你感到忧心沮丧。当看到犯了错误时，你的头脑是如何无休止地批评你，可能会让你感到痛苦不堪。尽管你一直比大多数人都要勤奋，总是拼尽全力，还是会感到自己好像不够好、不配得或者不可爱，这可能会让你感到困惑茫然。当你环顾四周，生活中那么多东西看起来很美好，但是一个特定的错误就好像把所有的美好都抹杀了，这可能会让你感到痛苦悲伤。看到你做的某件事情不够完美，可能会让你有撕心裂肺般的感受。

面对错误并非易事。但是当你的头脑将任何错误都视为你必须承担的责任，以保持自己的重要性、身份和能力不受损害，或当你对自己有很多要求时，这就更加困难了。当你的本性驱使自己努力在所做的事情上取得超出预期的成就时，管理挫折就更是难上加难。

事实是，即便我们竭尽全力，有时还是会犯各式各样的错误——错过约会、忘记付账单、说错话、忘记把蛋糕从烤箱里拿出来、对某人失去耐心、在重要比赛前练习不充分等等，举不胜举。当然，有些错误会产生重大影响。然而我们做错的大多数事情，都不会是致命的。

我不是说犯错是没问题的，不是说犯错后应该放轻松，也不是说出现失误后应该无视它。我的意思是，当你的头脑向你大喊大叫，告诉你它发现了一个错误，给你制造了一种紧迫感，反复告诉你一个错误就会损害你的价值的时候，审视一下自己对头脑的回应方式是很重要的。

沉浸在这些想法中是会让你在生活中做更多的事情，还是会让你连续几个小时陷入自我批评、羞愧感和对自己的失望之中？你可以思考一下。

我可以诚实地告诉你，在对待自己的方式上，在严厉的爱和陷入自我贬低的漩涡之间，仅仅只有一线之隔（你将在第45节阅读到更多相关内容）。你的不完美、缺点和失败可能是你生活中必不可少的一部分，但这些不一定是你性格的证明，而是我们共同的人性的证明。

也许你的笨拙可以教会你如何继续爱自己，如何完全彻底、全心全意地接纳自己，以及告诉你自己对正在参与的事情有多么重视。

暂停一下，继续游戏！

当不幸犯错时，不要立刻对错误做出反应和假设，并急于进行严厉的批评，而是：

- 感谢你的头脑试图保护你，让你在未来不犯同样的错误。你可以对自己说：谢谢你，头脑！我知道你很努力地想确保我将来过得很好，我明白你的用意。

- 回到第30节，选择一种解离技巧，来帮助你应对责难自己的想法。
- 回到第33节，随着你的感受到来又消退，全神贯注地观察你的感受。

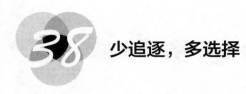

少追逐，多选择

模特：你在做什么？

画家：有时候，想做一件事，你只能通过破坏它来做到这一点。

模特：是的，可那要多少次才能做成？

画家：这是个好问题。

模特：什么？

画家：破坏。

模特：我觉得我们刚刚开始的时候，这张画看起来真的很不错。

画家：当别人告诉你某样东西很不错的时候，你很容易会轻易满足于简单的东西。这很诱人，但是……

在电影《最后的肖像》（*Final Portrait*）中，由杰弗里·拉什饰演的著名瑞士艺术家阿尔贝托·贾科梅蒂，主动为他的朋友、美国作家詹姆斯·洛德画了一幅肖像。虽然起初的计划是用一个下午完成这幅肖像画，但最终完成却花了19天。这19天中，洛德去往纽约的行程被多次取消，但二人的友谊也得到了加深。电影也让我们可以深入了解贾科梅蒂对完美画像的不懈追求。

有好多次，贾科梅蒂几乎就要完成这幅肖像画了，但是对不同元素的精益求精却驱使他始终未能完成。如果他看到一处细节感觉不舒服，或者看上去不对劲，他就会在肖像上先涂一层黑色颜料再涂一层白色颜料，把画面涂抹覆盖住。他会大声喊道："没有画好！这幅太平庸！"很多个下午，贾科梅蒂和洛德都在重复他们的例行公事：洛德坐在一张旧椅子上，尽量保持同样的姿势不动，随意聊些话题；贾科梅蒂时而注视洛德，时而在画布上作画。有时，他们只在工作室里待一个小时，而有时则是四五个小时。但大多数下午，贾科梅蒂都会感到强烈的挫败感，突然结束绘画，快速地挥舞画笔，用黑色颜料和白色颜料涂抹覆盖之前的肖像。

洛德开始担心贾科梅蒂永远也完成不了这幅肖像画。他做出了一个决定，认为让这幅画能够完成的唯一机会，就是在贾科梅蒂拿起画笔要破坏画像的时候，抓住时机，用任意某个话题来分散他的注意。

在某种程度上，贾科梅蒂的感受正如，当事情还没有准备好的时候、你还没有弄清楚所有事情的时候，或者你在做决定之前还没有探索所有可能性的时候，你可能会体验到的那些痛苦、绝望和挫折感。贾科梅蒂的行动就如同你试图做得更多、更努力，行动之前翻来覆去反复思考再做决定。他代表了你追逐"啊哈"感受（aha-feeling）*的那一部分自我，这种感受只有当事情接近完美的时候才会出现。

你熟悉这种追逐完美的感受吗？

当衣服仿佛量身定做般合身的时候，艾利奥特会心花怒放，因为

---

*"啊哈"感受：是指顿悟的感觉"啊哈！"。——译者注。

这意味着他的体重还是保持在180磅*到200磅之间。当精确地在钢琴上弹完每一个音符，节奏和停顿处处完美时，莫里斯会展露出满足的微笑。戴夫在为伴侣准备一顿完美的晚餐时，心跳不禁加速起来。

为了获得那种"啊哈"感受而纠结折腾，你感觉如何？你是否会避免开始做一件事，除非确定自己可以做得完美无缺？你是否会等待条件都完备了，才去追求自己想要的东西？

你的头脑会说："我还没准备好，我需要更多的时间。现在还不到时候。我需要再做一遍。"这是可以理解的。你经常决定要拖延、推迟一个任务或项目，这是合乎逻辑的。当你十分清楚自己想要完成什么时，你就会去追求那种"啊哈"的感觉，这是合情合理的。

在ACT中，我们把这种对"啊哈"感受的追求称为情感目标（emotional goal），因为你试图想要控制自己的感受，只希望用一种特定的方式来感受事物。这就像你在追逐一种感受——不是任何一种感受都可以，而是那种完美的感受——作为完成某件事情或者可以继续进行下一件事情的前提。

卢卡斯正在寻找伴侣。约会的时候，他经常拒绝别人，因为他在等待那种怦然心动的感觉——它混合了被吸引、产生连接和心潮澎湃的感受。与此同时，大量研究表明，拥有那种"强烈的感觉"，就像瀑布或重金属音乐，并不是一段持久、忠诚、充实的亲密关系的正向预测指标。

---

*1磅=0.4536千克。——译者注。

如果我问卢卡斯："当你没有体验到完美的心动感时，你的真实感受是什么样的？"他可能会说："我会因为找不到伴侣而难过，害怕自己有什么问题，而且也会感到尴尬，因为我所有的朋友都有伴侣了，而我是朋友中唯一一个仍然单身的。"

也许，为了让卢卡斯找到他需要的伴侣，他必须学会和那些他想推开的感受相处，而不是只顾追求怦然心动的时刻。因为卢卡斯对那种心潮澎湃的感受的不懈追求，实际上可能是在追逐情感目标——一种非常短暂、快速消逝的感受。

卢卡斯可能会说："但是那种感觉至关重要，而且是个标志，说明我走的路没有错。"怦然心动的感受真的让人很爽，带来一股强烈的愉悦感和满足感！作为一位硬核行为主义者，我会说，这种感受也是增进欲望的（你想要的东西会越来越多）。所以，你的确可能会难以放下这种感受。

卢卡斯还记得刚刚遇到某人和最初几次约会时那种心动的感觉——就像小鹿乱撞。他还记得，当他开始逐渐了解自己的潜在伴侣时，这种感觉就消失了，而这是多么令人失望啊。他经常会把缺少这种感觉作为一种迹象，说明这段关系不会有结果，这个人不够好，或者这段关系不合适——然后，他很快就会继续寻找下一段关系了。

我并不是说你可以做事草率、粗心大意地完成任务，或者对别人说话时满不在乎。我的意思是，如果你追寻那种"啊哈"感受，并将其视为做重要的事情、追求你关注的东西、继续前进的前提，那么你也在走向一条通往痛苦的道路。

暂停一下，继续游戏！

　　幸福、快乐和满足感来自知道自己在极其专注地做重要的事情。尽管这些感觉都是暂时的，但从生活中每天所做的选择中，我们可以获得持久的幸福。

　　所以，每当你发现自己在追逐那种"啊哈"的感受时，请深呼吸，承认自己想要继续追逐它，然后询问自己：

- 我这样苦心追逐是为了什么？
- 这样的追逐是在保护我免受什么伤害？
- 我的头脑在保护我不去面对什么？
- 我是要致力于追逐一种感受，还是要拥有充实的生活？
- 从整体来看，这种追逐对我的生活产生了什么影响？

应对"当……时，就……"的想法

　　萨米尔是一名著名的律师，正在和72岁的父亲共进晚餐。在品尝了浓郁、醇厚、甜美的解百纳红酒后，他的父亲用坚定的语气说："萨米尔，你什么时候打算扩大你的律师事务所？"

　　萨米尔看着父亲的眼睛，然后他低下头，第一次看到了自己的真实想法。"爸爸，我五岁的时候，您让我弹钢琴，培养艺术细胞。中学时，您告诉我要努力学习，这样我才能提前学习大学课程。我上高中的时候，您说我应该去读法学院。我在法学院的时候，您让我去做医疗律师，这样就不用担心未来的经济状况了。当我成为一名医疗律师时，您告诉我，我应该个人执业，而不是在公司工作。"

　　萨米尔在那一刻意识到，他是如何按照父亲的指示来安排自己的生活的，多年来，他是如何陷入如下想法的圈套的：如果我这样做，父亲就会接纳我。

　　在这一节中，我们将看看头脑中的故事可能会以另外一种方式，在你毫无觉察的情况下，引导你做一些无效行为。

　　我在办公室里每天都会听到很多类似如下的说法：

- 当我不再感到焦虑的时候，我就会活得更像自己。

- 当我把工作展示出来的时候，我就会感到被认可。

- 当我的公司稳定时，我就会感到平和。

- 当我完成这个项目的时候，我就会觉得更有成就感。

- 当我看到我的孩子毕业时，我就会觉得自己是个好家长。

- 当我减掉10公斤时，我就会对自己更满意。

- 当我找到合适的伴侣时，我就会感到满足。

- 当我申报完大学时，我就会感到轻松。

你的头脑坚持相信的这种"当……时，就……"句式是什么？

我愿意打赌，作为一个做任何事情都会倾尽全力的人，每一个"当……时，就……"的信念，都在推动你去做一些事情（比如，去买最好的电子产品，以确保有最好的设备来完成项目；加班，这样别人就会认可你的工作；反复检查工作内容，这样就能保持良好的声誉不会受损；计算摄入的热量，这样就能保持理想的体重和身材；避免冲突和对抗，以确保别人喜欢你）。这些想法的功能类似于你在第10节中读到的规则性想法，因为这些想法会要求你几乎是习惯性地去做一些事情。

但让我们退一步，思考片刻：上述每一种行为背后还有哪些潜在原因？如果你不按照那些"当……时，就……"的想法去做，会发生什么？当你赞同这些想法，按照这些想法去做事时，你是什么感受？

虽然伴随这些"当……时，就……"的想法的所有行动，都是你采取的合理步骤，但是其中一些想法是应对糟糕感受和"自己不够好"故事的策略。

有时候，不管你取得了怎样的成就，经历了怎样的成功，不管你的朋友对你有怎样的深厚情谊，不管你的事业发展多么蒸蒸日上，也不管你采取了什么行动，你还是会有一种感觉，那就是你"不够好"。就好像不管你做什么，那种感觉和那个故事总是在那里，等着引起你的注意。

但从长远来看，受"当……时，就……"想法驱动的行动只会让事情变得更糟。原因如下：

应对一个关于自己不够好的故事，并努力克服随之而来的感受，会让人痛苦伤心，这就是原发性痛苦（primary pain）。当你做了很多无效的事情来应对这些情绪并想让它们消失——而不是为这些想法腾出空间、接纳它们并自我关怀时，你会因为使用这些无效的策略而受到第二次伤害，这就是继发性痛苦（secondary pain）。

回到萨米尔的例子，他觉得自己不够好、不配得，仅仅因为做自己，父亲就不爱自己了，这一切已经让他很痛苦了（原发性痛苦）。但是当他因为"当……时，就……"的想法而上钩入套，并且为了应对自己不够好的想法，做了一件又一件的事情——弹钢琴、在高中上大学水平的课程、上法学院、成为一名医疗律师——他对自己创造的生活感到挫败、愤怒和失望（继发性痛苦）。

你也许会希望，有一天，你会找到让自己永远感觉良好的终极策略，但在人类历史上，没有人体验过这样持久的感觉——而且很可能未来也没有人会有这样的体验，因为这不符合我们人类的本性。我们可以通过多种方式，比如买很多东西、取悦别人、喝最喜欢的啤酒或者去体验异地风情，来努力保持良好的自我感觉，但是那些感觉没有一种能够永远地持续下去。你可能会追寻那些积极的感受，或者使出浑身解数来摆脱消极故事，或者因为"当……时，就……"的想法而上钩入套，这些都不是你的错。我们都会做这样的事情。你之所以想要努力克服那些关于自己的故事和情绪，是因为你重视在生活中正确做事、真实做自己。到目前为止，你一直在使用你可获得的所有工具来应对这些内在体验。

想象一下，你掉进了一个洞里。在那里，你只有一把铲子和伴随自己不够好的故事而来的痛苦感受。你开始挖啊挖，试图用你唯一拥有的铲子从洞里出来。问题是，你用那把熟悉的铲子挖得时间越长，你就陷得越深。这就是你的境况，以及那些"当……时，就……"的想法迫使你去做的事情。你以为你在控制痛苦，但实际上你正在挖坑让自己陷得更深。

暂停一下，继续游戏!

利用高成就倾向的关键，在于当这些"当……时，就……"的想法出现的时候就抓住这些想法，识别随之而来的行动，审视行动的有效性，也就是ACT风格。

- 列出你头脑中浮现的所有"当……时，就……"的想法。
- 审视"当……时，就……"的想法是如何影响你的生活的：在你的人际关系中、与自己的关系中、你的事业以及其他领域。

告别过度投入：完美主义者的ACT自救指南

- 询问自己，有哪些感受和故事是我一直想用"当……时，就……"的想法来逃避的？
- 回顾第33节、第31节和第38节，练习其中的技巧，为这些故事的主题命名，并且练习面对这些故事。

面对艰难的抉择，需要自我关怀

那是一个温暖的春日下午，恰好是周三，我躺在客厅的长沙发上，额头上放着一个冰袋。我严重偏头疼，也感觉到了多年没有过的疲惫感。我还以为是压力太大，或者是因为那天没睡好，也可能是因为过敏。但是真实情况是，缓慢而渐进地，我的身体感到越来越疲惫，就在那一天，我仿佛感到身体内有个开关关闭了，我之前有精力去完成日常事务，而现在只感觉到了极度的疲惫不堪。

接下来的几周里，我做了多次医学检查，发现自己严重缺铁——真的很严重。我体内铁含量如此之低，以至于我在白天几乎是奋力拖着自己的双脚去处理需要做的事情，大多数晚上七八点钟就上床睡觉了。除此之外，尽管每天服用铁补充剂，我还是开始出现有规律的呼吸急促，就像快要惊恐发作一样。幸亏我接受过训练：我知道观察呼吸的来来去去是很重要的。铁含量水平低会影响进入血液的氧气水平。我过去活力充沛，喜欢运动，感觉身体很健康，我深深怀念过去的状态。有一年多的时间，我不得不重新调整我做的每一件事情，因为我的身体状况无法支持。我的精力一次只能保持四到五个小时，然后需要休息一到两个小时，才能够最多再坚持两到三个小时去做需要做的事情。我每天能够正常发挥功能的时间缩短到了八小时甚至更少，这些时间内要完成很多事情，包括做饭、和朋友出去玩、打扫卫生、见客户、打电话、写作、锻炼等等。有些日子里，我感觉还可以，就多做了一些事，做事的时间长了一点，结果接下来的几天我都感到疲惫不已——这就是付出的高昂代价。

现实是残酷的：我必须仔细思考如何分配我每天八小时的精力。我无法继续完成手稿的撰写。我无法继续准备我正在开发的线上课程。我无法按照我想要的频率进行锻炼。我不能像我希望的那样常常跟别人出去玩。

那段时间很艰难。困难之处在于，每时每刻我都必须在我重视的事情之间做出艰难的选择——人际关系、职场事业、个人成长、身体健康——都是我需要做的事情，也是我们每天都在做的常规的事情。

在你所关注的事情之间做出选择是艰难的，但是给予自己这样做的自由，对你是一种解放。

我收到很多邀请，去做各种演讲、去远足、参与写作项目、在海滩上度过一天、进行播客采访、周末旅行等等。对于每一个邀约，我都必须做出决定：我今天是否选择做这件事？

做每个选择的时候，我都会有一种悲伤的感觉，因为选择了某些重要的事情，就意味着同时也放弃了其他一些重要的事情。每做一个选择，我都会害怕给别人留下粗鲁、烦人的印象，害怕失去工作机会或者失去亲密的友谊。

现在我的身体仍然有记忆，记得那几个月里我的感受，以及每做一个艰难的选择，我是怎样和恐惧共舞的。

你曾经不得不做哪些艰难的选择?

你是怎么应对这些选择的?

我不知道你的答案是怎样的,但是我可以告诉你,对我来说,做出了这些选择,并且感受到了我的恐惧之后,自我关怀是一个非常必要而且有益的举动。

事实上,那些我曾经拒绝的聚会、邀请或工作机会都不会再来了。它们都消失了。

我关注与朋友的关系,正如我关注传播行为科学的机会,为那些正在因恐惧而苦苦挣扎的人提供新的资源,或者反思我是如何生活的。但是践行价值取向,并不是通过变得坚强或者完美地完成对我们重要的事情,来获得对生活的控制力。践行价值取向需要做出选择,有时是很艰难的选择——我们有可能不得不放弃一些我们重视的东西。

暂停一下,继续游戏!

我想邀请你:

- 允许自己做出艰难的选择,放弃一些你关注的事情,而不是试图什么事情都做。
- 做出每一个艰难的选择后,怀着同情和关爱温柔地抚慰自己——就像某个关爱你的人正在拥抱你(在第36节中,我们讨论过有关自我关怀的练习)。

告别过度投入:完美主义者的 ACT 自救指南

第六章
拥抱不确定、不可控、不完美

现在我们来到了本书的最后一章！撰写本书是一段多么漫长的旅程啊，希望阅读本书给你带来了美好的体验！

用通俗的语言来说，ACT旨在帮助你建立丰富、充实、有意义的生活。ACT实现这一点，是通过帮助你：①澄清价值取向，并用价值取向指导行动；②学习心理学技巧，与你的想法、感受和情绪建立一种新的关系；③专注有效的东西，发展崭新的活力感。

"活力"（vitality）一词来源于拉丁语vita，含义是生命、动力和激情。作为一个倾向于比别人更努力，在任何时候都要正确做事、对他人负责并不断努力争取最好结果的人，要想完全充满活力、活在当下并投入重要的事情，你需要学会面对你所遭遇的内心纠结。

即便我们竭尽全力，还是会面对各种各样的挑战。在这一章中，我们会讨论当不可预测、不确定、不完美的生活在我们的面前展开时，你所需要的那些技巧。这些技巧将帮助你摆脱让你陷入困境的完美主义的束缚，做更多切实有效的事情，构建自由、充实并充满活力的生活。

让我们一起享受最后一章的阅读吧！

区分可控与不可控的事

在这一节开始之前，我想问你几个问题：

- 上个月你有没有吃不喜欢吃的菜？
- 你是否收到过一些意外的账单，让你措手不及？
- 这个月有人让你感到挫败吗？
- 是否有时候头脑会将你带回过去的情境，你对当时自己的表现很后悔？
- 你是否发现自己总是想着曾经让别人失望的事情，即使你不想如此？
- 对我们来说，没有任何差错的完美一天，发生的频率如何？

正如俗话所说，祸不单行。有时，一个错误后面是又一个错误，一场灾难后面是又一场灾难，一次失望后面是又一次失望，有时甚至是一个悲剧后面是又一个悲剧。

想象一下，如果我们周围的一切都以绝对完美的方式运转会是什么样子：超市里没有人用购物车碰到你；邻居把车停在自己的车位上；你的伴侣知道什么时候提供支持，什么时候进入解决问题模式；

你的父母理解你的心意。

如果事情按计划进行，发展如我们所愿，那不是很令我们惊喜吗？然而，尽管我们可能渴望事情一直都进展顺利，但是那只是不切实际的幻想。

如果我们看看自己和周围人的生活，就会发现有很多不可预见的情况发生在我们每个人身上——有些情况是随机的，比如电脑坏了或者看医生要等一个多小时，还有些情况下，我们会失去所爱之人，或者对所爱之人感到失望。

在撰写本书手稿的过程中，我收到了两位熟人意外去世的消息：一位朋友的丈夫在一个门诊小手术后失去了生命，另一位朋友因为抑郁症自杀了……收到这些信息的时候，我感觉像是晴天霹雳、冷水浇背。

尽管我们试图尽可能减小事情出错的概率，但是在生活这场游戏中，总有一些事情会出错，甚至出现严重的错误。我并不是过于悲观或是极度现实，但是我确实想请你思考一下，你是否尽你所能做每一件事情，想让事情发展得顺利、正确、完美，但是尽管你已经竭尽全力，之后还是会出现极其严重的问题。你怎样处理这些时刻？

拿出一张纸，将纸放在两手之间，然后将纸举到脸前，直到纸张碰触到你的鼻子。想象一下，这张纸代表你可以控制、计划或者预测的东西。接下来，把纸放在你的大腿上，注意围绕在你周围的空间……这个空间代表了许多你无法控制的事情。

所以，对你来说一个重大的问题就是，当只有一些事情在你的掌控之下，而很多事情不在你的掌控之下时，你怎样去做你重视的事情呢？有时你的头脑会一厢情愿地希望人们改变，希望事情朝着正确的方向发展，或者试图阻止不好的事情发生。即便头脑抱有这样天真的想法，你如何继续去做对你重要的事情呢？

一个关键的技巧，就是区别什么在你的掌控之下（你对自己的想法、冲动、情绪和感受的反应），以及什么不在你的掌控之下（别人的行为、意外发生的事情、技术事故等等）。

许多年前，在我博士后培训的一次轮岗中，我遇到了一位20岁出头的年轻女子，姑且叫她菲比吧。菲比几乎一生都患有囊性纤维化，这是一种能够导致慢性肺部感染的致命遗传性疾病。为了治病，她尝试了各种治疗方法——氧气疗法、肝移植、鼻部手术、饲管，但她的身体并没有好转，她知道自己已经时日不多了。菲比无法控制自己的疾病，也无法控制疾病对身体的影响，但她选择用剩下的时间来庆祝生命之旅中与家人和朋友的深厚情谊。

暂停一下，继续游戏！

如果你发现自己一直抱有一厢情愿的想法，想着事情应该是怎样、别人应该如何表现、你应该如何表现或者世界上的事情应该如何发展，试试以下的方法：
- 思考你能控制什么，不能控制什么。
- 审视一下当你坚持某种一厢情愿的想法时，会发生什么。
- 当你坚持那些一厢情愿的想法时，审视一下你的感受如何。

- 询问自己："如果事情没有如我所愿，坚持这些一厢情愿的想法是否有效？"

如果答案是否定的，回归价值取向，从自我关怀的角度出发询问自己：在这种"停滞不前"的时刻，你能做什么来趋近对你重要的事情？

告别过度投入：完美主义者的 ACT 自救指南

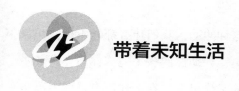

带着未知生活

　　如果我辛苦劳累了一天，想看看《处女情缘》（*Jane the Virgin*）放松一下。我按下电视遥控器上的开机键后，屏幕上就会出现信号说明电视打开了，这是合乎情理的。但是，如果按下按键后，屏幕仍然关闭，我什么都看不到，会发生什么呢？

　　我可能很快就会开始想："电视出了什么问题吗？插座能用吗？有线信号正常吗？"可能有很多情况都会导致电视不能正常工作。我期待发生的（按下开机键后看电视）和实际发生的事情（按下开机键后电视屏幕仍然关闭）之间存在差异，因此我会感到困惑，这是自然而然的。

　　这些未知的情况绝非少见，事实情况恰恰相反。我们生活的每一天，从醒来到入睡，有很多时刻我们对将要发生什么所知甚少，或者实际发生的情况和我们认为应该发生的情况之间存在着不一致。举例来说，如果你打开笔记本电脑，电脑却没有开机，这种情况就不合常理，你的头脑会迅速运转，想出不同的情况尝试解决问题：电池没电了吗？笔记本电脑有什么故障吗？我足够用力把电源键按下去了吗？

　　我们的头脑自发地有一种强烈的需求，去理解生活中出现的未知和冲突。这种想要解决未知问题的冲动不一定是坏事，这是一种适应相当良好的反应。事实上，没有这种冲动，我们什么都做不成。想象一下，你正在撰写一本小说的结尾、帮助你的孩子完成你不熟悉的主题的作业，或者和伴侣讨论可能的工作机会，在上述所有情境下，多思考未知，会让你对你的小说结尾产生更多灵感，研究相关信息来帮助孩子完成学校作业，并且在做出工作相关的决定之前考虑到所有的选择。

因此，当我们对任何情况感到不确定时，我们会体验到想要解决问题的紧迫感，并采取行动：我们可能会搜索更多的信息、忽略我们不知道的东西、坚守旧有观念，或者做出决定要将未知的程度降到最低。即便有时候未知的情况是好消息（例如，你以为要被解雇，而实际上老板只是想告诉你一个新项目），你的头脑仍然会飞速运转起来，想要解决未知的情况。

苏尼尔和巴巴克在一起已经一年多了。他们一起旅行，一起整修房屋，一起做饭，一起度假。他们有时会争吵，特别是有关哪种墙壁颜色好看的审美问题，有时会聊到巴巴克前任伴侣的事儿，以及有关去哪里旅行的问题。苏尼尔能够感到自己和巴巴克的连接，喜欢有巴巴克的陪伴，认为他是自己愿意共度一生的人。但是，即便有这些体验，苏尼尔还是有顾虑，不知道和巴巴克的关系能否持续下去：我真的爱他吗？他是我愿意与之结婚的人吗？苏尼尔希望能够确认巴巴克是她可靠的伴侣，也想确认自己的感受。

当然，如果我们事先知道餐馆里的一道菜肴味道如何、伴侣是否百分百适合我们、部门经理在工作中会如何表现、我们应该搬到哪个城市去上学，或者宠物什么时候会生病，那就太好了。

事实上，尽管你的头脑非常努力地把事情弄清楚，找到新信息来帮助你做决定，或者帮助你找到完美的解决方案，但你不可能完全消除这样一个事实：你不知道事情会如何发展，不知道下一分钟会发生什么。

应对生活中所有的不确定性，你感受如何？当你意识到，生活中有你知道的东西，有你知道你不知道的东西，还有无数你不知道你不知道的东西时，你是什么感受？

作为一个高成就人士，你可能会更容易感受到不确定性，并想要努力去解决这些未知性和不确定性，这些方面的特征都比那些没有完美倾向的人要高出好几个级别。当某事对你至关重要时，你很可能更想知晓一切、尽快消除不确定性、减少猜疑。你可能更愿意知道不明确情况的结果——即使结果是消极的，而不是面对不确定性。

这就是棘手的部分：你可能会做各种各样的事情来降低不确定性——搜索信息、阅读关于某个主题的所有书籍、观看与某个项目相关的所有记录资料等等——但不是每一个行动都能帮助你拓展生活，帮助你成为你想成为的人。

尽管我们非常想知道需要知道的一切，但是这对我们人类来说是不可能完成的任务。现实是，我们会根据当时拥有的信息做出最佳猜测，预测可能发生的情况，并且承认我们无法控制未来会怎样发展。

暂停一下，继续游戏!

练习以下的这些小技巧，可以帮助你有效地度过不确定的时刻：

- 注意是哪些情况让你今天感到矛盾、怀疑和不确定。
- 尽可能地和不确定和模糊的感受待在一起：描述这些感受，给这些感受命名，并承认这些感受的存在。

  （作为参考，你可以回顾第32节和第33节的内容。）

- 面对不确定的感受时，使用具有接纳作用的简短提示性语言。

你可以这样对自己说："此刻我要尽我最大的努力在不确定的海浪上冲浪；我想要尽我所能，让这种对未知的恐惧情绪自由来去。"

# 消除决策恐惧症

选择1：在100多个约会档案中搜寻合适的约会对象

选择2：在一家意大利餐厅里看菜单

选择3：从无数种钉子中筛选出合适的钉子，在家里挂一幅画

选择4：研究数百种床垫

选择5：为手稿的一个章节选择最好的标题

选择6：为即将到来的假期考察合适的目的地

选择7：决定邀请谁参加你的生日聚会

选择8：给宝宝取名字

……

一天中，你需要做多少次决定和选择？

很有可能发生的情况是，我们每天都要做很多选择，甚至有点太多了，因为我们生活的时代就是这样。你是如何应对这些决定性时刻的？

- 你是否花了好几个小时想要在头脑中找出最佳选择、最明智的决定、完成任务的最有效方法？

- 你是否容易纠结，很难做决定，因为害怕自己做出一个错误的决定之后会追悔莫及？

- 为了做出最佳决定，你是否会在脑海中设想各种可能出错的假设

场景?

- 在做出选择之前，你会检查是否获取了所有的最佳资源吗?
- 你是否害怕在你下定决心之后，会出现更好的选择?
- 当不得不做出选择时，你会一而再、再而三地质疑自己吗?

如果对以上问题的回答中，你有三个或三个以上的回答是肯定的，那么你可能出现了做决定恐惧症（decision-phobia），也被称为决策恐惧症（decidophobia）、决策瘫痪症（decision paralysis）或优柔寡断症（indecision paralysis）。最重要的表现是：你很难做出选择。这些选择可能是日常而简单的，比如买哪种茶；也可能是重大而复杂的，比如应该和谁结婚。

组织心理学家巴里·施瓦茨（Barry Schwartz, 2004）描述了两种类型的决策者：最大化者和满足者。最大化者竭尽全力想做出最佳决定，所以他们会在头脑中以此为目的，收集和优化所有需要的信息。满足者会考虑他们在该情况下的得失，评估现有的选项，然后做出决定。

你是哪一种决策者? 你喜欢收集尽可能多的关于你所拥有的选项的信息，以便能做出最佳决定吗? 还是说，当你找到一个虽然不完美但"及格"的选项，你就会做出决定并继续前进?

一般来说，做出错误的决定会令人恼火——但是如果你在这个选项以及这个选项对你的意义上面有大量的投入，就会更加心烦意乱了。事实上，当人们十分重视某事并努力做到尽善尽美时，他们会非常害怕做出的选择是错误、糟糕和轻率的，因此，他们会投入无限多的时间来分析、仔细思量和审查每一条可能采取的路径。

想想看：当你深切关注某事的时候，难道你不想做出最佳决定吗？难道你不想穷尽所有的可能性，确保为了做出最佳决定，拥有所有所需的信息吗？然后，你会一直不停地搜索、研究、获取尽可能多的信息，直到让自己不堪重负吗？

在过去的六个月里，你所做的哪些决定让你感觉痛苦、很难入睡，脑海里常常连续几个小时苦思冥想？

你的大脑跟你说了什么，让你苦思冥想难以做决定？

这一切都是有意义的。我们的大脑很容易受到各种思维陷阱的伤害：如果我不思前想后考虑周全，那么不好的事情就会发生，我以后会追悔莫及。所以，你的头脑常常会想出各种理由去思考、思考、再思考，始终如此。但是，这样做会把你带向何方呢？

想想看，是不是有些时候，我们去了一个商店，经过几个小时的挑挑拣拣，最后离开商店的时候什么也没买。

我们的头脑强化了这一点，坚持一个合乎逻辑的系统（例如，反复思考一种情况）。然而，审视一下你自己，看看这一点是如何影响你与自己、他人以及你所关注事情的关系的。你可能尝试过在做决定时列出利弊，但当某件事对你至关重要时，利弊分析不太可能有所帮助。你需要找到难以做决定的根源。

以下是一些对你来说很难做决定的原因：① 你害怕做出错误的决定，把事情搞砸；② 你害怕会错过之后出现的更好选择；③ 你执着于要做出正确、完美的选择；④ 你害怕因为某个特定的选择而产生的遗憾、悲伤和悔恨；⑤ 你对一个可能会反映出你是谁或你的价值取向的决定而苦思冥想。

暂停一下，继续游戏！

有时候，与其苦思冥想，听你的头脑产生的所有理智化的想法，不如去参与有效性游戏吧！

当你发现自己思虑过度，在某个需要做的决定（无论大小）上反复掂量或是琢磨的时候，试试下面的小技巧。

- 扪心自问：如果我没有做出最佳选择，我的头脑会担心我可能受到什么伤害？
- 回归对你来说珍贵的价值取向：做这个选择时，什么是真正重要的？
- 觉察理智化想法，并为它们命名（例如，思考者先生、推理女士等等）。
- 留意自己的决策风格：最大化者还是满足者。
- 设置搜索信息的时间限制。
- 为你必须做的决定设定一个截止日期。
- 将有助于你做出决定的变量或因素确定下来（而不是应对数不清的各种标准）。
- 将每个决定都视为一个过程（而不是生死攸关的状况）。

请记住，尽管大多数人可能认为最大化者会做出更好的决定，但施瓦茨的研究表明，制造出太多的选项会削弱我们做决定的能力，引发过度搜索，而且事实上会导致我们做出更糟糕的选择（Schwartz, 2004；Yang & Chiou, 2010）。

应对拖延症

罗宾制作个人网站的时候，通常会坐在电脑前，开始处理字体、颜色和布局，过了几分钟之后，就开始有了这样的想法：我的作品现在还不值得展示，还没有准备好。人们不给我工作怎么办？如果因为这种布局设计，人们对我的工作产生了错误的印象怎么办？这种黄色不合适，我需要检查一下其他的色调，找到合适的色调才能够真正传达出我的工作内容。在反复思考了两三个小时以后，他开始感到头疼，而且没有发布自己的网站。

两个小时后，他的经纪人打来电话，他马上回答说："我们把截止日期改到月底吧，我会尽我最大的努力在月底前完成。"

有一种观点认为，坚持高标准有助于把事情做好。这么说虽然有一定的道理，但是恐惧、担心和焦虑也是推迟决策、项目的原因。头脑可能会想出各种各样关于你能做什么和不能做什么的想法。有时候（不是所有时候）拖延症和完美主义是如影随行的，尤其是当你在做你所关注的事情之时。

很多时候，我们要么太过专注于自己的头脑，而忽略了不采取行动的后果，要么太过沉溺于思索事情变糟的可能性，以至于被痛苦所麻痹。让我们来分析一下：

当罗宾坐在办公桌前创建个人网站时，很容易开始想象网站会是什么样子，它对自己的职业生涯会产生什么影响，以及看到效果如同他设想的那样完美的网站时，感受会有多好。想到这些，罗宾感觉太过美好，以至于根本没有考虑到网站没有完成的后果——所以他继续追求让排版尽善尽美，而不是尽快完成工作。

这种特殊的思维过程被称为忽略偏见（omission bias）。想想看：对罗宾来说，继续想象他的网站的感觉是如此美好，以至于他让这种特殊的感觉强化了对相同行为的重复——关注细枝末节，追求尽善尽美的独特外观——而忽略了没有完成任务、没有采取行动以及没有建成网站可能会造成的影响。

还有些时候，罗宾坐在办公桌前，想象着如果没有成功地完成网站的创建会发生什么：他会失去很多商业合同，他的学生将不会尊重他，可能觉得他名不副实，他可能无法养家糊口，他的事业将会走向失败。在这些时刻，罗宾由于预测最坏的情况而纠结不已，在网站创建工作上没有取得任何进展。

罗宾真诚地希望有一个自己的网站，能够恰如其分地反映他的艺术风格、创造性的工作以及自己的个性特点。然而，他要么迷失在寻找完美的网站外观中，要么想象着没有做好网站的灾难性后果。不管是哪种情况，都会导致他不断推迟网站的发布日期。最终当他的朋友问起这个问题时，他感到压力重重、局促尴尬，并因为没有完成任务而开始批评自己。

当你做的事情对你至关重要的时候，拖延症这个词可能会掩盖两个思维陷阱：忽略偏见*或者预期发生最糟糕状况*（这两者也分别被称为忽略谬误，或者预期发生灾难性后果）。

你想要确保一切都不会出错，这是合乎情理的。但是当你深信这样的想法："我明天再做。我稍后再处理。我不需要现在就做这件事。"会发生什么呢？这些想法能够帮助你到达你想去的地方吗？

暂停一下，继续游戏！

继续前行，这样你才可以继续做有效的事情，你需要去你的头脑告诉你不能去的地方。你甚至可以预测你的头脑会说什么，并为那些想法命名。例如：我"会算命"的头脑来了。

与其一拖再拖，或计划如何推迟某件事，不如试试下面的建议（不一定要按下列顺序）：

- 设想完成一项特定任务需要采取的步骤（不要设想最终目标，只需要设想步骤）。
- 使用"STING"方法把事情做完：每次选择（select）一项任务，为自己计时（time），忽略（ignore）其他所有事情，在这段时间内不休息（no breaks），给自己一个奖励（give a reward）（King，2018）。
- 如果需要，将有趣的步骤和乏味的步骤交叉结合起来。

---

* 忽略偏见：人们更容易接受由于不作为导致的损失，而不愿意接受自己的行为导致的同等损失。——译者注。
* 预期发生最糟糕状况：指灾难化思维，因而导致不采取行动。——译者注。

- 找一个鼓励、关心和支持你的人，定期向他/她汇报你的进步。
- 通过询问自己如下问题，可以探索对你来说真正重要的什么：这样做会丰富我的生活吗？（如果答案是否定的，那么在这件事上拖延也无关大体。）如果你对这个问题做出了肯定的回答，接下来就要弄清楚：这样做对我来说重要的是什么？这样做会怎样改善我的生活？我在生活中会践行什么价值取向？
- 与其尽力摆脱对犯错的恐惧，不如为恐惧腾出空间；要不厌其烦地坚持描述其在身体中的感受，并且为这些感受命名。

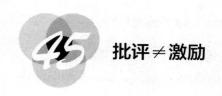

批评 ≠ 激励

彼得是一位自学成才的烘焙师和糕点师。他决定花整个下午的时间做美味的巧克力咖啡挞。食谱配料里有巧克力咖啡奶冻、软挞皮、发泡奶油和洒在表面的巧克力刨花。挞是他最喜欢的菜品之一，因为对他来说，挞是甜蜜与酥脆的完美结合。

像往常一样，彼得尝了尝奶冻，以确保其味道和口感正确，不过他觉得还差点意思。他很确切地知晓，什么味道才是完美的，到时所有材料结合在一起，奶冻就会融化在口中。他不断地搅拌，再加一点点糖，然后继续品尝。但是每次混合后送入口中，他都对味道不甚满意。

彼得的内心独白听起来像是如下这样：再试一次！你可以做得更好！你要做得更好。挞做成这样是不能端上去的。你太懒惰了！你不能放弃。你不能满足于这种口味！你是白痴吗？看起来就像是你以前没做过这个甜点！！

彼得最后扔掉了奶冻，又准备了一些新的。他不确定第一次是什么把味道弄糟了，但他不能用那种奶冻来做他珍视的巧克力咖啡挞。他仔细地称量出同样的配料，把配料加到碗里，然后混合——当他尝试新的奶冻时，脸上喜悦的表情表明这次的新馅料做得很成功。彼得怀着满腔热情，把奶冻放在挞里，加上发泡奶油和巧克力刨花，然后在旁边放了一片精致的薄荷叶，完成了这道甜点的制作。

人们很容易会说，彼得的内心对话对彼得起到了激励和帮助的作用，因为当他完成这一切的时候，他已经准备好了新奶冻，对奶冻的质量感到更为满意，而制作完成的作品也让他更有信心了。

诚然，有时严厉的话语会让我们行动起来，开始做事。但是，当我们的头脑听起来像我们最大的敌人，我们陷入这些咄咄逼人的想法、欺凌性的评论和严厉命令的圈套时，会发生什么呢？

想象一下，如果你在彼得身边，听到那些顽固的想法在他的脑海中盘旋，你会对他说什么？

如果你对自己过于严厉，接下来的一个不可避免的后果就是，你很有可能会连续数小时自我苛责、思维反刍、情绪低落而且为自己感到羞耻。为自己所做的事情负责和狠狠批评自己（仿佛自己一文不值），是有所区别的。

每一次你对自己严格要求的那些时刻，是否都能让你行动起来，做对你来说重要的事情？在这样的时刻，你和自己的关系发生了什么变化？

陷入困境、犯了错误、没有得到我们想要的东西，这些对我们来说已经很艰难了，再加上严厉的批评，就像往伤口上撒盐。

长期的自我批评很容易让你愈发感到沮丧、焦虑和羞愧。即使你不完全相信这些自我批评，你和自己对话的方式也会影响你在那些时刻的自我感觉。你越进行自我批评，就越会感觉情绪低落。

放弃采用严厉的批评来激励自己并不意味着你不会努力、不会全力以赴，也不意味着你不再关心自己的表现。这只是意味着你会选择在这些时刻以一种更有益的方式与自己连接，这样，从长远来看，你可以越来越多地去做对你来说至关重要的事情。

暂停一下，继续游戏！

当你的头脑试图用严厉的话语来激励你时，看看与其强迫自己做得更多、更好、更快，或者深陷于这些苛刻的想法中，你是否可以：

- 做出承诺，在24小时内练习耐心地对待自己。
- 如果需要，寻求帮助。
- 提醒自己，在那些时刻，你已经尽力做到最好了。
  （请注意"在那些时刻"这个词，因为现实是，对我们来说，"尽力"的含义因情况而异，从来都不是永恒不变的。）
- 给那些顽固的想法贴上"反反复复、思前想后"的标签。
- 回顾第32节和第33节，温习处理消极情绪的小诀窍。

46 运动起来

请你回答几个问题:

- 如果一个非常了解你的人站在你旁边,描述你是如何看待自己的身体、健康和体质时,他会怎么说?
- 从1到10的范围内,1代表最低,10代表最高,在你对自己健康的珍视程度方面,你给自己打多少分? 你的得分快到10分了吗? 是和10比较靠近的分数吗? 还是距离10很远? 有多远?
- 你是否以自己真正想要的方式照料自己?

如果你的分数接近10分,那么恭喜你。如果你的分数离10分还很远,或者还没有达到你想要的目标,那么是时候后退一步,做点什么了。阅读本书是因为你想要改变一些事情,这就是一个做些什么的机会。这也许不能被称为是完美的时机,你的头脑可能会想出数百个理由,告诉你为什么不能这么做——然而,其实永远不会有所谓的理想时机。就从你所处的当下开始做起吧。

在你对我发脾气并把本书合上之前,先听我说完:本节不是关于生活方式、健康饮食或者养成锻炼习惯的鸡汤合集。众所周知,我们的生理健康和心理健康都很重要,而同样众所周知的是,尽管我们付出了很多努力保持身心健康,然而与健康相关的改变是很困难的。

告别过度投入:完美主义者的 ACT 自救指南

所以，这里我不想说教，也不想列举出所有可以改善健康的方法。我希望你思考以下两点：

（1）价值取向。影响身体健康的变量有很多，而身体健康问题通常会受到个人成长史的很大影响。这就是为什么用于改变生活方式的最深思熟虑的秘方也会失效。弄清楚与健康相关的价值取向是什么、什么对你是重要的，以及这些事情为什么对你是重要的，实际上是建构充实生活的更为重要的部分。我们迟早会知晓"如何做的方法"，但是清晰地知晓选择背后的驱动因素将帮助你做出更有用、更持久、更有价值的决定。

花点时间反思一下：关于你如何看待自己的健康，你希望最好的朋友说些什么？不要急于回答，让自己暂停片刻，然后再回答这个问题。

本是一名美容牙医，有一次医生告诉他处于糖尿病前期，这时候他问了自己这个问题。他不想改变饮食习惯，不想放弃甜食，也不想在晚上少喝几杯酒。但是，当他问自己"你如何看待自己的健康，你希望最好的朋友说些什么？"时，本注意到自己的头脑中有一个柔软的想法，关于他想要怎样庆祝孙辈们的生日，他有多么不想让亲戚们看到他得糖尿病，以及全身心地和他们在一起会有多么特别的感受。本选择了听从医生的意见，在身体状态方面关注当下，这样他就可以陪伴他所爱的人。

（2）体育活动。我们已经知道，积极锻炼身体能够让我们产生内啡肽，有助于保护我们的身体免受疾病侵害。但事实上，体育锻炼的作用远不止这些。

我十几岁的时候，我的祖国玻利维亚经历了巨变。我和朋友、同学们随着查理·加西亚、伊纳尼托斯·弗迪斯以及其他人的歌曲载歌载舞，这些歌舞是有关梦想、希望、压迫、爱和自由的，我们有很多美好时光。我二十多岁的时候，要应对激素带来的种种挑战，那时我的激素水平有点混乱，情绪总是变化无常。我靠随音乐舞动来挺过这些艰难的时光，这些20世纪80年代和90年代的歌曲给了我调整心情的机会。

当面对分手和关系破裂带来的悲伤、沮丧时，跟随着查亚内或瑞奇·马丁等浪漫歌手的歌曲摇摆身体，会让人感觉遭遇到的情况更可控一些了。

在应对来自研究生院的种种压力时，周五晚上跳一两个小时的萨尔萨舞、伦巴舞和雷鬼舞能够给予我所需的力量，继续完成学业。在调整适应博士后培训和求职的沉重压力时，每个周日早上练习瑜伽，并且听轻柔的古典音乐，让我的身体有机会得到伸展和放松。

我尚未提及跑步、游泳和骑自行车等运动方式所带来的一些益处。这些益处就是，和他人产生连接、调节情绪、聚合灵感、刺激大脑、相互支持、创建社区活动，并且延续了自古以来我们的祖先一直在做的事情：集体共同舞动身体，通过互相支持生存下去。

我们生来就要运动。

暂停一下，继续游戏！

当你继续展开有效性游戏，创建你想要的生活时，需要考虑以下三个问题：

1.关于自身健康，你的价值取向是什么？

2.今天你将跟随哪首歌曲舞动身体？

3.你将如何听从那些对你的身体有益的建议？

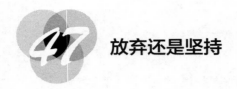

47 放弃还是坚持

永不，永不，永不放弃！！！

胜者永不言弃。

形势越困难，勇者志越坚。

做重要的事情，需要有牺牲。

我不知道有多少书籍和社交媒体的帖子在结尾时抒发了上述的情绪，有多少项链和手镯上刻有这样的文字，又有多少关心我们的朋友经常告诉我们类似的话。

我的祖母成长在一个有9个孩子的大家庭，18岁的时候她成了一名孤儿。她是家中唯一的女孩，也是老大。她的父母相继去世，临终前要求她确保弟弟们都能完成高中学业，并获得大学学历。她承诺父母自己会做到的。所以，从18岁开始，祖母就开始负责照料弟弟们。后来她上了大学，成为一名教师，管理这一大家子人的生活。

多年以后，我听说了她的故事，有关于她是如何坚持不懈、严格要求，以及她如何勤奋努力，处理好各种不同的任务——她从未忘记对父母做出的承诺。在她给孙辈们分享的许多宝贵建议中，有一条一直萦绕在我的脑海里："跌倒后，要站起来，继续前行。"

是的，毅力、勇气和决心，无疑是在各个知识领域做出发现、创造和取得真正非凡成就的关键因素。当一个目标对我们至关重要时，为了实现目标我们会毫不犹豫地投入额外时间，我们鞭策自己高质量完成工作，并让周围的人都能以同样的负责精神来完成工作。

当你对某件事充满激情时，你有多少次不停地鞭策自己？

社会心理学家安吉拉·达克沃斯研究了成功者和未能成功者之间的差异。她通过研究表明，天赋、技能和能力等因素并不能够保证成功，这些因素只能起到帮助作用。你有做某事的能力，和你能够成功地完成这件事之间并没有因果关系（Duckworth，2016）。达克沃斯坚定地认为，毅力、专注和坚持是区分这两类人的关键变量。

事实上，充满激情的人、高成就者，以及那些十分重视某事的个人，会更容易过分依赖毅力。想想看：你的头脑是否经常沉浸在发挥潜力、追逐你热爱的事情、遵循长期目标或者不断挑战自我这样的想法中。

如果我和祖母在厨房中悠闲地度过时光，我看着她做炖菜，慢慢搅拌，往里面再加一些香菜，这时我和她分享上述提到的想法，我几乎可以肯定她会回答说：即使困难重重，做重要的事情并把事情做好也是有价值的。

要想不断发展、进步，毅力是必要条件。但是如果我们一直鞭策自己，却没有审视一下我们和他人的关系是否正常，会发生什么呢？对你来说，一直向前，而没有退后一步来评估你正在追逐的事情，是让你精疲力竭还是让你活力充沛？

价值取向和对我们重要的事情，也可能会把我们带入无望的绝境、受挫的深渊或者愤怒的牢笼。这样说可能听起来有些似是而非、自相矛盾。你可能会好奇，如果价值取向给予了我们生活的意义，为什么会让我们受苦呢？备好你最爱的饮品，听我慢慢道来吧。

正如我之前所说的，人类会做符合人类特点的事情。人类要做的其中一件事情，就是找到那些能够赋予我们生活意义、目标和热情的东西，并且竭尽全力抓住它们。这不是我们的错，我们天性如此，我们不仅要生存，还要发展和成长。所以，当我们体验到了生命的意义，就想拥有更多这样的体验，并且会坚持不懈地做任何能够让我们保持拥有这样体验的事情。

但当我们处于这种模式时，我们在开展什么游戏？我们是在开展有效性游戏，还是在完美地践行价值取向？

如果不加节制，任其发展，即便在做对我们来说重要的事情时，也像是步入了一个危机四伏的雷区——不知道什么时候会发生爆炸。

你看过电影《海底总动员》（Finding Nemo）吗？如果还没有看过，请在这一页上做个标记，去看看电影，然后再继续阅读本书。我是认真的。看个电影，小憩一下，将会帮助你理解这一节的内容。

如果你看过这部电影，你就会知道，在这部皮克斯动画工作室出品的电影中，小丑鱼尼莫突然丧母，所以尼莫的父亲马林强化了自己的养育责任，并且变得对尼莫过度保护。渐渐地，尼莫长大了，开始上学了，想更多地探索海洋，和朋友们一起出去玩。但是马林非常担心他的安全。随着故事的进一步发展，你将会看到尼莫和马林分别经历了种种冒险。毫无疑问，马林决心要不惜任何代价来保护尼莫，爱他、照顾他，在任何时间，不惜以任何方式。

但是马林太执着于保护儿子的价值取向，以至于没有看到自己的行为对尼莫、父子关系以及自己为人父母的能力等方面的影响。

我们的强烈情感，就像维生素，滋养着我们去追求有意义的生活，但是（这里有强烈的转折意味），如果强烈的情感不加以控制，从长远来看就可能成为痛苦、挣扎和不幸的根源。

企业家赛斯·高汀提出了"低谷"的概念，指的是一个项目中，存在于兴奋和长期成功的高峰之间的那些时刻（Godin，2007）。你可能经历过很多这样的时刻，让你想要放弃。就像你去面试了五次，却如石沉大海，没有得到一个回复电话；你和乐队在一个荒凉偏僻的地方演出第八次；一道菜你尝试烹饪了十次，做出来的还是索然无味；或者是你尝试了二十次想和姻亲聚会，却几个月都没有得到任何回复。

正如高汀所指出的那样："有极少数的人，能够比大多数人多坚持一点点，而因此获得巨大的好处。还有极少数人能够有勇气尽早退出、及时止损，重新专注于新事业，他们也因此能够获得巨大的好处。"

我们继续来谈谈我的祖母：她经常在晚饭的时候，和我们分享她的故事，讲述她曾经不得不每天都面临选择，是陪伴四个渐渐长大的孩子，还是为和她共事的四个老师准备第二天的日程。她描述了那种在两者之间左右为难的感受，而且有时候不知道什么是正确的选择。她害怕没有好好陪孩子们共度时光，同时也害怕没有为工作做好准备。

你是否也经历过我祖母描述的这种时刻？体验这种价值冲突，你有什么感受？

在生活中践行对我们来说重要的事情，从来都不是一条规整、完美、容易的道路。这条道路是困难重重、荆棘满途的，而且会让你一遍又一遍地思考当下是不是放弃的正确时机。但是如果你对一件事情已经投入了很多，要放弃并非易事。结束一段感情、放弃一个写作项目、从你开创的项目中辞职，或者选择不去加班，都会让人感觉进退两难。

我并不是说当事情变得困难重重、举步维艰或者富有挑战性的时候，你应该放弃或者停止继续工作。我的意思是，如果有什么事情让你精疲力竭，你可能需要反思一下，看看你需要放下什么，或者少做什么——甚至是多做些什么。我想说的是，咬牙度过艰难时期和适时放弃，是践行价值取向的两个方面。

以下这些事情可能会让你很难适时放弃：① 你陷入"我不应该放弃"或是类似的想法；② 你正在回避一种不舒服的情绪；③ 你执着于单一的目标，认为这是践行价值取向的唯一途径；④ 你没有后退一步来审视追求某个特定事物对你产生了怎样的影响；⑤ 正如我的一位组织心理学家朋友罗布·阿切尔(Rob Archer)所说的，你面临着不明确的情况，赞同或者反对两面中的任何一方，都存在有力的、和价值取向一致的理由。

暂停一下，继续游戏！

为了在不迷失自我的情况下，继续培养自己对高成就的追求，我鼓励你：

- 经常退后一步，反思你正在灵活地还是僵化地践行自己的价值取向。
- 审视一下自己，看看是否践行某种特定的价值取向正在让你精疲力竭。
- 问问自己，放弃意味着什么。
- 询问自己：不做这些事的话，你是谁？如果你停止追求一个目标，你会感受到什么？你会想什么？
- 如果你放弃了一个特定的目标或活动，你还有什么其他的方式来践行价值取向？

在做这些决定的时候，有些事情会留下来，有些事情必须舍弃，有些事情需要在你的日程安排中占用更少的时间——但是在每一个选择中，你都让一些不可思议的东西有机会来到你的生活中。当你从生活中舍弃一些东西的时候，你可能会觉得崩溃，所以我想用祖母的话来结束这一章：

当你跌倒时，站起来，继续走下去，每一步都要对自己温柔、慈爱和同情。

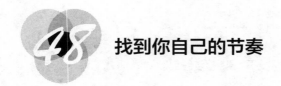

找到你自己的节奏

当你重视某事的时候，你当然想要全力以赴——你会把你的头、心和手全力以赴投入工作中。全力以赴也意味将时间、精力和心理资源都投入其中。这也意味着很多时候要进入一种快速运转模式，一个项目接着一个项目，一个任务接着一个任务。

当然，重视我们所做的事情，这种品质是极其珍贵的。没有激情、欲望和抱负，生活会变成什么样子？这些品质是帮助我们度过生活中许多时刻的强大力量，也让我们不断前进，赋予我们意义，指引我们趋近自己的价值取向。

但是，如果我们不停前行，而不暂停一下，审视我们是如何生活的，会发生什么呢？当我们在激情的驱使下不停前进，而没有思考我们自己的节奏、步伐和速度时，会发生什么？当我们只知道前行，而没有反思、学习和调整的时候，会发生什么？当我们不停地从生活的账户中提款，而没有任何存款时，会发生什么？

如果你的头脑在想"哦，天哪，她要来宣讲所谓的'找平衡'了，老套的'生活与工作平衡'"，那么很抱歉我要让你的头脑失望了，我绝对不会朝那个方向走。相反，我要讲的是行为科学给我们提供的关于"埋头苦干"模式（go-go-go mode）的知识，只是略谈一二。

著名组织心理学家亚当·格兰特（Adam Grant）（Schwantes, 2018；World Economic Forum, 2020）曾多次质疑"生活与工作平衡"的概念。现实是，无论这个想法有多流行，都是错误的观点。原因如下：当我们真正关注某事时，在和亲朋好友共处以及参与其他对我们重要的事情方面，我的日程安排并不平衡。

想一下你自己的日常生活：你有多少次能够达到大家都在谈论的"生活与工作平衡"？你有多少次发现自己担心过度专注于一个领域而放弃了其他领域？你有多少次批评自己没有平衡生活和工作，好像你做错了什么？你有多少次感到在截止日期前完成任务的压力？

当我们接受"生活与工作平衡"的想法时，我们梦想着在四个小时内完成工作，这样就可以放松一下，花另外四个小时和家人朋友出去玩。我们描绘出在生活中的事情、关系、责任和任务之间取得完美平衡的画面。事实是，有时构成我们生活的人、时间和活动的交响乐会和谐地安排在一起；但大多数时候，我们所做的事情和我们在这些事情上投入的时间是不和谐、不协调以及不一致的。

生活和工作平衡是一个虚幻的目标。格兰特建议，与其奋斗找到平衡，不如去找到我们自己的生活和工作节奏。

要想找到自己的生活和工作节奏，我请你考虑以下两个问题。

（1）一般情况下，你是如何完成工作的

史蒂夫·帕夫利纳（Pavlina, 2012）解释说，在我们做事的时候，会采用两种天然策略中的一种（或者会将两者结合使用）：按部就班（plodding）与突击作业（bursting）。

- 按部就班指的是，日复一日地坚持以某种固定且平稳的工作流程来做事。如下是一个按部就班策略的例子：斯蒂芬·金每天都会在同一时间、同一地点写作大约1000个单词。

- 突击作业指的是，短期临时地完成聚焦的、高强度的、定向的任务，如此循环。例如，西尔维斯特·史泰龙在3天内一口气完成了《洛奇》（*Rocky*）最初90页电影剧本的写作。

所以，问问你自己：我在自然、自发、自在的情况下，是如何工作的？

（2）你如何能够同时保持一致性和灵活性？

你见过马拉松选手训练吗？其中一位选手在特定的几周或几个月里每天都跑步；其他选手每隔一天跑一次；还有一些选手以一定的频率跑步，比如，连续跑两到三天，休息同样的时间，然后再开始跑步。这些做法有对错之分吗？跑步者练习跑步的频率，决定了他们赢得比赛的机会吗？

关于一致性，你听说过哪些诀窍、信息和建议？你听到的很可能是类似如下的内容："你需要一直参与。坚持是成功的关键。开始是成功的一半。"

但是，如果你不考虑其他生活境况，督促自己不知疲倦、始终如一地坚持，可靠地履行自己承诺要做的事情，会发生什么呢？如果你最好的朋友正在经历分手的痛苦、你的宠物生病了，或者你的伴侣正跟孩子起争执，你却还在督促自己定期按时工作，会发生什么呢？

生活中总是会发生各种各样的事情，而我们很少有机会能够选择

告别过度投入：完美主义者的ACT自救指南

让什么出现在我们的生活中。有时突然就会出现意想不到的、计划之外的、不可预见的情况。在这些时刻，让我们重温"100%坚持"的观点。

与其固执坚守"一直参与"的想法，以及这些想法的变体，不允许自己失败，不如考虑用灵活的坚持来处理问题。

灵活的坚持指的是，制定一个一致的时间表，以一种可调整、可适应、可改变的方式完成工作。总的来说，是要制定一个以语境为基础，而不是以规则为基础的时间表。

例如，弗雷德是一名播客，他花了数年时间来开发自己的节目。他对自己音频的质量、使用的平台、采访的对象以及关注的主题都非常小心谨慎。在过去的8年里，他每周都发布三集节目。每集播出后，他都会查看自己所有的社交媒体频道，以便及时回复评论。他每个星期六早上都会准备下一周的内容。随着他的听众越来越多，他联系了一些赞助商，并力争给赞助商发送关于节目业绩的季度报告。每年，弗雷德都会参加关于创意、音频创新、讲故事和其他相关主题的线上课程，这样他就可以随时了解最新情况，并以最高的质量提供最好的内容。

一个星期六的早晨，正当弗雷德在黄色的笔记本上记笔记时，接到了妻子的电话。当时他在电话里只是听到了妻子急促的呼吸声，他就知道出事了。弗雷德不断询问出了什么事，妻子终于说道："弗雷德，儿子出了车祸，我们需要去辨认他的尸体。"弗雷德觉得他的整个世界在那一刻轰然崩塌了，耳朵里除了一阵嗡嗡声什么也听不见，他感到身体轻飘飘的，觉得自己好像在做梦。

接下来的两个星期里，弗雷德忙着准备儿子的葬礼，只吃一点东西，安慰妻子，重温和15岁儿子在一起的时光。在那段时间里，他继续每周发布三集播客，并继续回复评论。弗雷德深陷于"坚持是关键，始终如此"的想法。

找到你喜欢的做事风格——按部就班还是突击作业，或者找出哪种风格更适合某个项目，根据生活中发生的事情来安排你的时间表，将会帮助你找到一个合适的节奏来做对你重要的事情。

暂停一下，继续游戏！

做重要的事情没有唯一的方法或是完美的方法，会有很多种方法。如果你是一个实干家、创造者、有良好业绩的人或是促成事情发生的人，你就会知道全神贯注于完成某件事是什么感受。关键在于做这些事情的时候，不要把自己累垮。

以下是一些需要深思的问题：

- 从早上醒来到晚上入睡，你如何让自己基于价值取向的生活变成精心设计的一曲和谐的乐章？
- 哪些基于价值取向的项目可以在突击作业的模式下完成？
- 哪些基于价值取向的行动可以在按部就班的模式下完成？
- 你怎样才能从"反复推敲琢磨"的模式（在这种模式下，你奋力拼搏想要做得更多、更快、更好），转变为高水平地完成你关注的事情，而又不会让自己精疲力竭？
- 你如何制定一个周期性的时间表，来做你关注的事情？

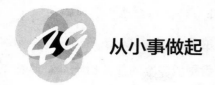

从小事做起

　　你看过电影《盗梦空间》（*Inception*）吗？如果你对科幻小说感兴趣，我强烈推荐这部电影。该片由克里斯托弗·诺兰执导，他还执导过电影《蝙蝠侠：侠影之谜》（*Batman Begins*）、《致命魔术》（*The Prestige*）和《黑暗骑士》（*The Dark Knight*）等，你可能看过这些电影，知道这位导演。我不想剧透，只想说《盗梦空间》这部电影探索了这样的观点：通过梦来分析我们的潜意识头脑。整个电影故事都将现实与梦境混合在一起，将现实融入梦境中，将脱离现实的梦境交织在一起。

　　据说《盗梦空间》的剧本从撰写、润色到找节奏，花了诺兰十年时间。如果你看过这部电影，你就会明白创造、设计和构建视觉世界必须付出巨大的努力，电影的每一帧画面细节都被精雕细琢，追求尽善尽美。你能想象视觉板必须是什么样子才能来处理和追踪所有的电影元素吗？你能想象在拍摄过程中所涉及的视觉效果、镜头、音频效果、布景元素和剪辑以及其他无数事情吗？两年中，每天都要去工作，去拍这部电影，你会感受如何？

　　事实上，你越是重视某事，就越会反复琢磨想把这件事做得尽善尽美，想愈加努力地鞭策自己，反复检查修改，做更多的工作。你会发现：因为你关注这件事，因为这件事对你很重要，所以你需要去做、去留意、去完成的事情就会越来越多。

想想你参加过的不同项目。当你看到所涉及的任务和所有你需要做的事情时，有什么感受？你是否经常因为时间不够，没法完成所有必要的步骤而倍感压力？你有多少次睡不着觉，因为头脑里一直在想第二天要发生的事情？你有多少次制定了待办任务清单，一天快要结束时才意识到只完成了其中的10%～15%？有多少次你完成了一件事，放弃了15件事，并且忽略了其他10个重要的生活领域？

让我们这样来审视一下：你这周是怎么过的？你需要办些什么琐碎杂事？你需要写多少封邮件，回复多少封邮件？你需要做什么决定？你需要买什么东西？你需要策划什么活动？你准备怎么吃饭？

如果你把每周完成所有任务、杂事等所需的时间加起来，得到的数字会是多少？几年前，我问过一个来访者这个问题，她认真地看了自己的日历并计算了每项任务所需的小时数，最后意识到她每周需要工作154个小时才能完成所有任务。

我们比祖先还要忙吗？穴居时代的男人和女人，要做的事情和我们现在一样多吗？上述问题我不知道答案，但我知道的是，一天的时间是有限的。

在前一节中，你读到了两种不同的策略：按部就班和突击作业。希望你现在已经更好地了解你天生倾向于哪种做事策略，或者哪些项目更加适合你。

然而，即使你找出了自己的做事风格，很多你参与的活动还是需

告别过度投入：完美主义者的 ACT 自救指南

要数量庞大的具体步骤。例如，准备晚宴招待朋友，你就需要询问每个人是否可以来参加、找出最合适的聚会时间、询问每个人的饮食禁忌、找到每个人都喜欢的食谱、检查你手头有什么饮料、购买必要用品、挑选让大家惊喜的甜点、打扫公寓、做饭、让朋友来了之后感觉舒服自在、享受晚宴，然后在这些工作都结束后，喝上一杯苏格兰威士忌。

当看到所需做的所有事情时，你是如何应对这些任务的？你如何应对要处理众多事情而带来的重重压力？你如何安排一天的任务？你可能会使用一个APP，或者一张纸和一个铅笔盒，或者你的头脑中有个待办事项清单，你会在头脑中记录这些任务。

有很多方法可以帮助你安排时间：时间管理教练帮助你充分利用每一天；使用专门为在头脑中进行计划而开发的思维模式［例如《搞定》（*Getting Things Done*）、《高效能人士的七个习惯》（*7 Habits of Highly Effective People*）、《深度工作》（*Deep Work*）和《每周工作4小时》（*The 4-Hour Workweek*）］；而且，在不久的将来，人工智能甚至可以解答如何安排一天时间的问题。

总的来说，所有这些方法的挑战在于，它们都只关注要完成目标以及完成待办清单上的任务，而没有把你的个人成长史看作你的语境的一部分。作为一个积极进取的人、高成就人士、自我激励者、完美主义者或者一个实干家，你更加追求完美，你可能会比别人做多得多的事情来满足你生活中许多领域的标准。这意味着你的每一天都安排得满满的，挤满了各种事项，而且时间可能都被超额预定了。这意味着你可能会在转瞬之间从一个项目转到另一个项目，一个会议转到另一个会议，一个聚会转到另一个聚会——原因不一定是你性格外向，而是你处理重要问题的方式导致你要去做很多事情。

不要误解我的意思，把事情做好、追求我们的目标、追随我们的激情是令人愉快的，也是非常必要的。事实上，这本书讨论的是如何在不牺牲你的标准的情况下实现你的价值。但正如我在前一节中所分享的，我不确定不断逼迫自己或做得越来越多是实现这些目标的唯一方法，或者它们是否是可持续的。

我们没有魔法棒，可以一下子就消除所有的杂事、电话、项目、电子邮件或其他数百件你需要做的事情。虽然完成任务的感觉很好，但是如果你没有暂停一下，思考这样的节奏对你是否有效（ACT风格），不考虑自己行为的动机（例如，你这样做事是为了掩饰对失败的恐惧吗？你是在追逐完美的感受吗？你是否希望以某种特殊的方式得到别人的认可？），这样做会让你面临重重压力。

我知道你很想把事情处理好，对这一点我也心怀敬意。然而，如果你的做事风格是不断向前冲的模式，而且你经常发现自己时间不够用，那么你可能需要考虑用其他方法来处理那些让你觉得难以应付的项目，这样你就可以避免陷入一种感受，即所有事情都是需要立即、马上、火速得到解决的问题。

你可以从小事做起。

暂停一下，继续游戏！

为了提升有效性游戏的水平，你可以发展以下技巧来应对那些感觉异常艰巨，让你失眠或想回避的任务、活动或情况：

- 经常从小事做起

你不必一次做所有的事情，看看你能否把一个项目分解成一个个小步骤。你可以用任何你想要的方式来分解项目——即使是分解成两分钟的碎片化小任务也可以。

- 养成做小事的习惯

养成做小事的习惯，是很有帮助的。你可以通过指定一个特定的地方来做事，或者通过制定一个例行程序的方法来养成这个习惯。你也可以通过让自己难以逃避，而不得不去做应完成的任务。（例如，如果你通过查看电子邮件来回避任务，就关闭电子邮件，同时关闭邮件通知。如果电视分散了你的注意力，何不把电视藏起来？）

- 让你的进步可视化

找到方法来记录我们到目前为止所做的事情并使其可视化，在应对我们很关注但一直回避的任务时，通常会有所帮助。哈佛商学院研究员特蕾莎·阿玛比尔（Teresa Amabile）发现，记录重要任务中的进展情况可以让我们更专注于这些任务。现在，需要澄清的是，这个记录系统并不需要很花哨，只要呈现清晰并容易使用，就很棒了。

如果你感到不堪重负，与其埋头苦干、忙忙碌碌，不如试着做下面这些小事情来度过一天：

（1）为这一天选择一项基于价值取向的活动

这一天专注于你生活的一个领域（人际关系、事业职场、个人成长、精神世界、身体健康），然后选择一个具体的活动来做。

（2）选择一项必须做的活动

在所有你需要做的事情中，选择一件必须完成的事情。

（3）选择一个具有安抚作用的自我关怀活动

即便日子再忙碌，也需要有乐趣、享受和愉悦来重置大脑，给自己充充电，补充补充能量。询问你自己，做哪一件事情可以让你放松，然后就去做吧。

有多种体验可以让生活更加丰富多彩，充分休息的头脑会比精疲力竭的头脑做得更好。

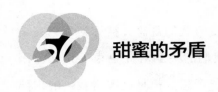

甜蜜的矛盾

杰西拿着一个购物袋走进公寓，他很高兴和新收养的小猫西德尼在一起。杰西已经等了好几个月，才准备好收养西德尼的一切手续，现在，他终于可以把小猫带回家了。一进入公寓，杰西就感受到西德尼高兴地四处观察新环境，同时他也很害怕西德尼可能和自己原来的宠物（一条叫做皮特的老狗）合不来。

纳希尔第一次见到公公婆婆很兴奋，但是同时也很担心公公婆婆可能会不喜欢她。

戈登要打职业篮球赛了，他对此感到兴奋，同时也感到有些遗憾，因为打球赛他就没时间去参加家庭旅行、去度假还有参加聚会了。

戈登、纳希尔和杰西都对各自的处境感到矛盾。我们经常期望自己应该对每件事都有清晰、明确的感受，但不幸的是，实际情况通常都不是这样。在第23节、第32节和第33节中，你已经读到我们情绪体验的丰富性。

我们生来就会体验各种各样的情绪，但如果你是一位高成就者，你可能就会认为你应该清楚自己的感受，这样你才能做出完美的决定。这意味着在任何一种情境下，都有一种对你来说是"正确"的感受。

这种认为对事物有所谓正确感受方式的观念，被称为情绪完美主义（emotional perfectionism）。我们的头脑对此也束手无策，因为，从本质上说，我们头脑中的每一个想法都是试图将我们的内部体验进行定义、分类并归类为"这个"或者"那个"。最重要的是，如果你对不确定性的容忍度很低，对认知闭合感（closure）的需求很强烈，那么你可能会体验到强烈的渴望，要在任何时候都保持情绪的清晰性。

伊戈尔刚刚升职，他给父母买了新房子，同时也即将迎来第二个孩子。他知道他的生活正在朝着对他重要的那个方向前进，所以当他感到有些沮丧时，就立刻责备自己说：我怎么了？我为什么会有这种感受？我应该对我拥有的东西心怀感激、欢欣鼓舞。然后他对自己的不知感恩感到了内疚。

想想你的日常生活：有多少次，你为想吃甜点而心情矛盾？有多少次，你会为一段关系而倍感困惑？有多少次，你为工作的下一步举措而感到矛盾纠结？

这些矛盾的情绪体验并行共存，是人类的天性。

很有可能，无论你有多大年纪、住在哪里、以什么为生，你都会发现有些时刻，你处在冲突情绪中，感到矛盾，或者在满足自己的需求还是别人的需求之间感到困惑。但是如果你因为所谓"正确"的感受而纠结，并且追逐这种感受，你就很难应对不确定性、模糊性和那些未知的东西。这样你就很难不被这些感受消耗。而且让你很难得出有关你的价值取向的结论。

暂停一下，继续游戏！

尝试训练下面这些技巧：

- 对你的复杂而矛盾的情绪体验保持好奇，不对其做出评判。

  你可以询问自己：X这种感受是怎样的？Y这种感受是怎样的？诸如此类。

- 询问自己："如果我为了自己的价值取向而做某事，我是否愿意感受到混合在一起的矛盾情绪呢？"

- 当注意到令人费解的复杂情绪体验时，不要强迫自己这样感受或者那样感受，而是尝试用"同时"来描述各种各样的情绪。例如：你可以说"我感到兴奋，同时感到担忧"或者"我很害怕，同时也松了一口气"。

- 尽你所能，只是见证自己所有的想法、感受和感觉，而不是试图强迫将它们归入特定的类别。

51　讨好行为

在朱莉亚·罗伯茨（Julia Roberts）的电影《落跑新娘》（*Runaway Bride*）中，理查·基尔（Richard Gere）饰演的艾克当面质问女主人公玛吉，为什么她的男朋友喜欢什么做法的鸡蛋，她就喜欢什么做法的鸡蛋。如果玛吉的男朋友喜欢溏心蛋，她就立刻喜欢上溏心蛋；如果下一任男朋友喜欢墨西哥式煎蛋，这就马上会成为她最喜欢的鸡蛋做法。被艾克当面质问后，玛吉在厨房里待了一天，尝试了所有做法的鸡蛋：火腿蛋松饼、炒鸡蛋、单面煎鸡蛋、炸蛋、煮鸡蛋、荷包蛋等等。

人类的历史告诉我们，我们作为一个物种得以生存，就是因为我们和他人之间存在着联系，以及我们有生物适应性。穴居时代的人们很早就知道，为了克服极端恶劣的生活条件，就需要在一个群体中生活——而且作为群体的一部分，他们需要培养和其他人的联系。如果没有和其他人的联系，我们是谁呢？

随着时间的推移，我们已经了解到，要想拥有更为丰富多彩的生活，就需要和他人建立紧密的联系。我们不需要有成千上万的朋友，但是我们需要被他人真正接纳、看到和关爱。

但是，当你尽己所能想要被别人喜欢、接纳和爱恋，但使用的方式却是顺从别人的好恶、为错误反复道歉、反复检查以免自己冒犯任何人、心中不赞同却在嘴上赞同，而且总是想要避免冲突，那么会发生什么呢？

当你内心的一部分诉说着有关你不可爱、不配得、不够好的故事，而你的头脑督促你通过尽可能让别人喜欢你来应对这些想法，那么会发生什么呢？

当你陷入规则性想法的圈套，认为努力维护一段关系就是要每件事情都顺从别人，会发生什么呢？

当你在精神上消耗了大量的资源，来确保自己不会让任何人失望的时候，会发生什么呢？

当你认为维持和另外一个人的关系，比照料好和自己的关系更为重要时，会发生什么呢？

亚瑟是一位音乐家，他今年三十多岁，和女友已经交往三年多了。从他们确定关系开始，女友就想让亚瑟信仰她的宗教，并且去做礼拜。亚瑟不确定自己是否愿意接受宗教生活。但是他害怕如果说出自己的想法，女友会跟他分手。所以，他们每周都一起去教堂，庆祝宗教节日，参加聚会。亚瑟对自己的所作所为感到心烦意乱，对女友要求他做这些事情感到不满，质疑自己是否有能力维持一段关系，也对自己的精神生活产生了怀疑。他不知道怎么和女友谈论这些事情，所以就只是顺从她的要求，以避免和她吵架或者让她失望。当女友感觉到亚瑟有些抗拒参与某项活动时，亚瑟就会很快告诉她没什么，自己只是今天工作上有些不顺利或者胃不太舒服。亚瑟几乎是自动地掩饰了自己的回应。

现实是，没有人给我们一本手册或蓝图，一步一步地指导我们如何建立、培养和发展人际关系——我们是通过试错学会的。你内心深处渴望与周围的人建立情感连接，这并不是你的错。这是人之常情，人类就是会做符合人类特点的事情。

你可能还记得，我在第5节中说过，最容易出现完美主义的生活领域之一就是人际关系——出人意料啊！不同类型的文学作品把这些行为用讨好、奉承、拍马屁、唯唯诺诺、受气包以及其他缺乏同情心（unsympathetic）的词语来描述。不管怎么说，这些行为的背后，是你真诚地关注和其他人之间的连接。只不过服从这些人际关系规则，而没有审视它们从长期看对你是否有益，会让你无法体验真正的满足感，也无法和他人发展丰富多彩的关系。

暂停一下，继续游戏！

开展有效性游戏会让你反思自己是如何生活，如何与自己相处，以及如何与他人相处的。

在处理讨好行为时，你可以试试以下这些做法：

- 询问自己：这些行为从长期看对我起到了什么作用？
- 反思一下，看看那些关于被别人喜欢、被爱或被接受的规则对你起到了什么作用。
- 对别人表示不赞同、让别人失望或者不安，可能会让你感到不舒服，为这些不舒服的感受留出空间（可以重温第32节）。

- 允许自己诚实并且真诚地对待自己和他人（可以重温第40节）。
- 当你有一种想做讨好行为的冲动时，审视一下什么对你来说是真正重要的。回归对你来说珍贵的价值取向！

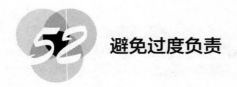

避免过度负责

当某人对我们很重要时，我们会费尽心思来确保他们一切都好。我们会给他们加油，当他们苦苦挣扎的时候让他们伏在我们的肩膀上哭泣，当他们想要放弃的时候给予支持，理解他们的需求，尽我们所能陪在他们身边。

我们所做的这些行为，基于我们对所爱之人的所有情感。当我们关爱别人的时候，我们承诺对他们好，承诺做对他们重要的事情，承诺陪伴在他们的左右。

当你倾向于在任何对你重要的事情上尽力而为的时候，你对他人投入的情感会让你很容易对他们和他们的幸福都过于负责。当你关爱他人的时候，你会对发生在他们身上的事情都感同身受；你会对他们负责，是他们可信赖的人；你会对他们的需求做出回应，好像这些是你自己的需求。

大树是一位摄影师，今年30多岁。他决定为工作搬到别的州去。一天，他和父亲在电话里说起了这件事情，大树从父亲的声音里听出了父亲有一丝担忧，还有一些悲伤和失望。大树的父亲谈论了家庭和与家人在一起的重要性，而住在另一个州就很难保证家人间的情感连接。大树尽量倾听父亲的意见，不断地思考怎样说怎样做才能确保自己搬家以后，父亲不会感到难受。

唐是一名木工，他和高中时的恋人帕姆有一段长期的恋情。除了做木工，唐周末还在一所职业学校教书。唐是公司里资历最高、最有成就、对客户最负责任的员工。唐为自己建立的声誉感到自豪，而且十分努力维护声誉。公司有需要他就会去工作，替其他同事轮班，而且毫不犹豫地做额外的工作，以确保总是为客户提供最好的服务。唐想当爸爸已经有很多年了，但是当帕姆真的怀孕时，因为一系列健康问题和多次医学检查，他不得不在大部分时间都待在家里。他感到极其矛盾，因为他很想随时都陪伴在帕姆和孩子身边，但是他又感到内疚，因为作为公司的"资深"员工，他感到自己应该承担起公司项目的主要责任——他之前就是这样做的。

米里亚姆和朱迪斯结婚15年多了，他们有两个孩子。米里亚姆在附近的一所小学当兼职老师。自从她和朱迪斯开始交往以来，就知道她的父母并没有完全接受朱迪斯——父母会抓住每一个机会，挑剔朱迪斯的缺点，并且表达他们对朱迪斯成为家庭一员感到失望。朱迪斯知道米里亚姆的父母不喜欢她，经常要求米里亚姆为此做点什么。每次过生日、过节、家庭度假或非正式晚餐之前，米里亚姆都会在脑海中想象不同的场景，试图让父母和朱迪斯对彼此产生好感或者以某种方式产生情感连接。她尝试让父亲坐在朱迪斯旁边，两个人聊聊足球（两个人都喜欢的话题）；做父母和朱迪斯都喜欢的饭菜；分享各种回忆，表明她既关心父母也关心爱人。

你有过和大树、唐或者米里亚姆类似的经历吗？你还记得有什么时候，你会为别人对你的看法、对某种情况的看法、对他们自己的看法或对彼此的看法负责吗？你是否感到和同龄人相比，你对自己的行为更负责？

这是很自然的。我们都有这样的时刻，因为当我们关心别人的时候，我们会竭尽全力确保他们在任何时候都很好。但是（这里的"但是"有强烈的转折意味），尽管我们希望能够控制别人的内心体验，但我们无法控制自己参与的每一件事。

当你关心别人、关注自己参与的事情时，你的头脑会让你疲于应付类似这样的想法：做好这件事情是我的责任，或者确保别人一切都好是我的责任。在学术文献中，表现出这些过度关心的品质的人被描述为有一种"膨胀的责任感"（inflated sense of responsibility）或"过度责任感"（hyper-responsibility）。这是人之常情，人类确实会格外关注一些事物。

但是，请思考片刻，当你把所有的压力都放在自己身上，对别人的感受负起全部责任，把自己看作在任何特定情况下最应该负责任甚至是唯一负责任的人，会发生什么？如果你不采取这些过度负责的行动，又会发生什么？

暂停一下，继续游戏！

开展有效性游戏，让你有机会检查自己做了什么、为什么做、这样做是否有效。这适用于你所做的每一件事。

告别过度投入：完美主义者的 ACT 自救指南

当你纠结于过于强烈的责任感时，可以做以下几件事：

- 审视你能控制什么，不能控制什么。
- 记住，你无法控制别人说什么、做什么或感受到什么。
- 询问自己：如果我不做这些过度负责的行为，我的头脑会担心我可能受到什么伤害？

关心他人和关注你所做的事情是勇敢的。然而，自己反思一下在每一个时刻哪些行为是有效的，会帮助你与自己和他人建立起关爱和持久的联系。

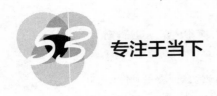

专注于当下

　　一个周六的下午，热情洋溢的记者玉松打扫了公寓，匆匆逛了一趟杂货店，浇了浇龟背竹，快速冲了个澡，梳洗打扮好，在笔记本电脑前坐了整整六个小时，和马来西亚的客户一起工作。一个小时接着一个小时，她询问了一些与财务、政治和福祉相关的问题，认真倾听对方的回答，在 iPad 上做笔记，这期间喝了三瓶水。下午的时光悄悄过去，到晚上6点23分左右，她关上了笔记本电脑，给宠物狗喂了食，做了个深呼吸，然后打开电视开始看一部自己喜欢的电影。玉松本想好好看电影，但是她的头脑却一直在不断回放当天早些时候进行的一个又一个采访片段。玉松尝试集中精力看电影，但是禁不住又开始思考自己刚刚进行的采访对话。就这样过了两个小时，电影播放完，她默默地笑了笑，喝了一杯甘菊茶，然后给最好的朋友打了个电话。他们聊了一会儿，虽然玉松想要听听好朋友新工作的事情，却再次发现头脑又将自己拉回到了有关于下一轮采访的思考当中。

　　临睡前的一个小时，玉松和自己的宠物狗玩耍。虽然看起来一天中的每一个小时她都在忙碌地做各种事，但是在她的头脑深处，她一直在构思采访稿、巩固关键点、关联论点、解构错误观点，慢慢地有

告别过度投入：完美主义者的 ACT 自救指南

了"小啊哈"的时刻（micro-aha moments）。时间快速地来到了第二天早晨，这天是周日，玉松醒来，煮咖啡、洗脸，之后她坐下来，打开笔记本电脑，开始撰写第一篇文章。

玉松致力于做好新闻工作。她热爱自己的工作，也不想转行。实际上，朋友们一直说一个关于她的笑话。当有一天所有的人都退休在海滩上放松的时候，玉松将会在那里策划下一篇期刊或杂志的文章。

活出心中的热爱，找到生活的目标，并且真正遵循我们内心的声音去做事真的非常鼓舞人心。我知道，一旦我开始践行对我弥足珍贵的价值取向，我就不可能再回到以前的生活方式了。我在来访者身上也看到了同样的情况：一旦他们接触到想为之生活的原则，而且持续朝着这些原则前行，对他们和他们周围的人来说，一切都改变了。

但是，如果你过于专注对自己重要的事情，而忽略了体验、享受和欣赏眼前发生的事情，会发生什么呢？当你对某件事过于热情，被某事消耗，最终认为你关注的这件事情是生活中唯一重要的事情而迷失其中，那么会发生什么呢？

做重要的事情需要你全神贯注、全力投入、倾囊奉献——这是事实。有时候你可能会完全进入按部就班模式（参阅第48节）；通常，你需要做出艰难的抉择。

但是做重要的事情，并不一定意味着你不能活在当下，感知你周围发生的事情，专注地和坐在对面的人交流，看电影、放松或者和好友小酌一杯；事实上，用一种积极振奋、鼓舞人心并且丰富充实的方式来做重要的事情，你需要学会一些"灵活注意"（flexible attention）

的技巧。

在ACT中，灵活注意是指你能够有意地接触当下（因此，灵活注意在ACT中相当于正念）。但是灵活注意以及接触当下不仅仅是技巧和练习，还是你培养的一种充分体验当下生活的态度——就像是你不必总是匆忙做事，而是静静体验存在感。

关于正念的益处以及培养活在当下技巧的益处，我可以撰写几百页的文字，但是我不想长篇累牍打扰你，也不想让这一节变成学术论文。记住以下这句话会对我们有所帮助：要培养正念以及活在当下的技巧，并不需要成为僧侣，要练习这一点也不需要住在寺院里。

如果你已经在进行正式的冥想练习，那非常好。但是，考虑到我们生活的节奏是如此之快，待办清单上的杂事是如此之多，还有许许多多其他的事情需要我们去做，记住以下这点会有所帮助：你可以随时随地和任何人一起练习活在当下，不一定非要找到一个安静的地点闭上眼睛才可以。

你看，生活常常会变得如此忙碌，学会生活意味着学会有意地、有目的地转移注意力，去做重要的、有益的而且是有效的事。

在玉松的例子中，如果从旁观者的角度来看，玉松看起来就像是在看电视、和朋友聊天、和宠物狗玩耍。但是她的头脑当时在哪里呢？她的头脑被困在白天所做的事情中。显然，采访和工作对她来说很重要；然而，和朋友谈心以及和宠物狗玩耍的这些时刻，过去就不会再来了。

带着目标生活，会让你注意到自己什么时候心烦意乱，什么时候心不在焉，什么时候与眼前的事情脱节了。正如飞鸟乐队（the Byrds）在歌中所唱的："万物皆有时。"虽然分心、做白日梦和幻想可能会是有趣的，我们却不能一直做这些事。

回顾一下你自己的经历：当你和朋友出去玩的时候，尽管你的身体在那里，但你的大脑却在思考工作中项目的不同方案，那么会发生什么？你有没有过这样的经历：你在看电影，电影结束的时候，你发现自己不知不觉已经吃光了面前所有的饼干？你想要阅读一本书，但是头脑里却在列举对早上发生的某事生气的所有理由？你的孩子在你旁边嬉笑玩耍，半小时后你却发现自己说不出孩子们在玩什么、说什么、笑什么？

人类会做符合人类特点的事情，而分心是我们都会做的事情之一。但我们越是分心，体验到的生活就越少；越是投入盲目的行动，生活的满意度就会越低；我们和当下越脱节，感受到的快乐就越少。

我的一位好朋友，《幸福的陷阱》（*The Happiness Trap*）一书的作者路斯·哈里斯（Russ Harris）博士，喜欢谈论如何细细品味正在发生的体验。想想我们身边每时每刻都发生着什么：汽车驶过的声音、一杯茗茶清香的味道、狗叫声、电热器散发的温暖、时钟的滴答声、伴侣与你吻别的感受、打字时键盘发出的声响，或者当你离开家时温暖的阳光照在你脸上的感觉。当这些事情发生的时候，就开始注意一下它们吧！

暂停一下，继续游戏！

做有效的事，就是经常检查头脑要将你带向何方，那些时刻中重要的是什么，以及如果你被头脑里的想法所吸引是否是有益的。

下面有一些建议：

- 睁大眼睛，竖起耳朵，调动你所有的感官去感知你面前发生的事情。
- 当你的头脑纠结于那些关于你需要做什么、想要做什么或者必须做什么的想法时，审视一下你身在何方，并且询问自己那个时候跟随你的头脑，是会帮助你趋近你的价值取向，还是避开你的价值取向。
- 当你在做一件对你很重要的事情时，你的头脑会试图让你全天候保持关注，这是可以理解的。然而你的头脑并不是你的上司，不能决定你何时把注意力放在何处，这是由你来决定的。这就意味着，在那个特定的时刻，你需要经常把注意力拉回到对你来说重要的事情上。
- 每天用五分钟的时间，练习对自己体验的觉察：设置一个计时器，在这五分钟的时间里，专注于自己的五官。不加任何评判地描述一下：你闻到了什么、看到了什么、听到了什么、尝到了什么，以及感受到了什么。

活在当下的练习方法没有对错之分，即便你的头脑可能会产生对所做事情的怀疑。只要你有意地练习注意和描述当下发生的事情，并且在走神的时候将注意力带回到当下，那么你就正在培养觉察能力。

告别过度投入：完美主义者的 ACT 自救指南

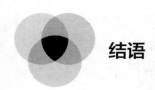

结语

亲爱的读者，我们即将结束本书的阅读之旅！

我还想和你分享最后一件事，我保证我不是马尔科姆·格拉德威尔（Malcolm Gladwell）的公关代表。但是，如果你关注过我的作品，就会知道在某些情境下，我会提到他的名字。

马尔科姆·格拉德威尔曾多次说过，我们的优势有可能会转变成劣势，而劣势也有可能会转变成优势。对我来说，这句话抓住了行为科学在日常生活中所展现出来的美丽神奇之处以及所产生的影响。行为科学不会陷入绝对真理、非黑即白的世界观或者非好即坏的二分法。

因为你十分重视某事，所以去追求高成就和完美主义行为是好事吗？我亲爱的朋友，我的答案是：视情况而定。

正如我在本书开头所承诺的，我绝不会让你停止去做你重视的事情，我绝不会让你降低自己的标准，而且我也绝不会老调重弹，重复那些你可能已经听过数百次的关于完美主义和高成就行为的陈词滥调。但是我在每一节都确实要求你审视自身，决定自己想要开展什么游戏。

书中我不遗余力地与你分享了不同的技巧。如果你能最大限度地加以利用并努力去做你关心的事情，这将帮你过上丰富多彩而充实的生活。我尽我所能向你展示了，怎样在不损害生活的情况下，仍然可以在你所做的事情上取得成就，让自己出类拔萃。

我衷心地希望你能够将本书中读到的技巧都付诸行动。最重要的是，要一直开展有效性游戏!

致谢

一直以来，全球ACT团体对行为科学做出了卓越的贡献，我对此由衷表示感谢。

我非常感谢一起工作过的每一位来访者，我们所做出的共同努力一直都在激励着我，为那些由于恐惧而苦苦挣扎的高成就者和过度思考者，创造更富有同情心和循证的资源。正是因为在我和来访者们的合作中进行过大量谈话，本书才有了存在的可能。由衷感谢！

我非常感谢马修、拉斯、格里、迪迪、罗布、席默特、纳特、娜塔莎、克里斯特尔、尤妮斯、克丽丝、罗德里戈、斯图尔特、贾斯汀、琼尼、迈克和布赖恩，在我撰写本书的时候，你们无比耐心，给予了我莫大的支持和鼓励。感谢每次我开始一个新项目，并且用我随时想到的观点、问题和争论折磨你们的时候，你们都能够一直陪伴在我的左右。

最后，感谢多年来一直关注我的作品的每一位朋友。感谢你们给你发来的电子邮件、信息还有提出的问题，这些对我都弥足珍贵，一直在提醒我要去做真正重要的事情。

参考文献

Agassi, A.(2010).*Open*.London, England: Harper Collins.

Atkins, A.(2016, June 21).*George RR Martin and Stephen King*. YouTube.Retrieved from www.youtube.com/watch?v=v_PBqSPNTfg

Baumeister, R.F., Campbell, J.D., Krueger, J.I., & Vohs, K.D.(2003). Does high self-esteem cause better performance, interpersonal success, happiness, or healthier lifestyles? *Psychological Science in the Public Interest*, 4(1), 1–44.

Besser, A., Flett, G., & Hewitt, P.(2010).Perfectionistic self-presentation and trait perfectionism in social problem-solving ability and depressive symptoms.*Journal of Applied Social Psychology*, 40(8), 2121–2154.

Blacklege, J., & Ciarocchi, J.(2006).*Personal values questionnaire: Association for contextual behavioral science*.Contextual Science. org.Retrieved from https://contextualscience.org/personal_values_

告别过度投入：完美主义者的 ACT 自救指南

questionnaire.

Commaandco.(2018, August 25).*Writing his first movie script: Sylvester Stallone.*Retrieved from https://commaand.co/2018/08/25/writing-his-first-movie-script-sylvester-stallone/.

Costa, P.T.(1993).*Personality disorders and the five-factor model of personality* (2nd ed.).Washington, DC: American Psychological Association.

Duckworth, A.(2016).*Grit: The power of passion and perseverance.* New York: Scribner.

Fixler, K.(2012).Shooting for perfection basketball legend Rick Barry was virtually flawless shooting the underhand free throw.Why won't anyone give it a try? Retrieved from https://www.sbnation.com/longform/2012/12/13/3758698/rick-barry-underhand-free-throw-nba.

Flett, G.L., Greene, A., & Hewitt, P.L.(2004).Dimensions of

perfectionism and anxiety sensitivity.*Journal of Rational-Emotive and Cognitive-Behavior Therapy*, 22(1), 39–57.

Godin, S.(2007).*The dip: A little book that teaches you when to quit and when to stick.*New York: Portfolio.

Hewitt, P.L., & Flett, G.L.(1993).Dimensions of perfectionism, daily stress, and depression: A test of the specific vulnerability hypothesis. *Journal of Abnormal Psychology*, 102(1), 58.

King, P.(2018).*The science of overcoming procrastination: How to be disciplined, break inertia, manage your time, and be productive. Get off your butt and get things done!* Scotts Valley, CA: Createspace Independent Publishing Platform.

Kruglanski, A.W., & Webster, D.M.(1996).Motivated closing of the mind: "Seizing" and "freezing".*Psychological Review*, 103, 263–283.

Mueller, C.M., & Dweck, C.S.(1998).Praise for intelligence can undermine children's motivation and performance.*Journal of Personality and Social Psychology*, 75(1), 33–52.

Pavlina, S.(2015, December 2).*Plodding and bursting - Steve Pavlina.*

Steve Pavlina . Personal Development for Smart People.Retrieved from https://stevepavlina.com/blog/2012/10/plodding-and-bursting/

Schwantes, M.(2018).3 *Things Wharton's Adam Grant says you should do to be truly successful.*Inc.Retrieved from https://www.inc.com/marcel-schwantes/3-things-whartons-adam-grant-says-you-should-do-to-be-truly-successful.html.

Schwartz, B.(2004).*The paradox of choice: why more is less.*New York: Harper Perennial.(Rick Barry, in an interview with 2012).

World Economic Forum.(2020).*This is how COVID-19 could change the world of work for good.*Retrieved from www.weforum.org/agenda/2020/04/here-s-how-coronavirus-has-changed-the-world-of-work-covid19-adam-grant/.

Yang, M.-L., & Chiou, W.B.(2010).Looking online for the best romantic partner reduces decision quality: The moderating role of choice-making strategies.*Cyberpsychology, Behavior, and Social Networking*, 13(2).

Zurita Ona, P.(2018).*Escaping the emotional roller coaster: ACT for the emotionally sensitive.*Chatswood, Australia: Exisle Publishing.

告别过度投入：完美主义者的 ACT 自救指南